国家出版基金项目
NATIONAL PUBLICATION FOUNDATION

"十三五"国家重点图书出版规划项目

总主编　付小兵

创面治疗新技术的研发与转化应用系列丛书

第11册

先进敷料在创面治疗中的应用

XIANJIN FULIAO ZAI CHUANGMIAN ZHILIAO ZHONG DE YINGYONG

本册主编　李学拥

郑州大学出版社

·郑州·

图书在版编目(CIP)数据

先进敷料在创面治疗中的应用 / 李学拥主编. — 郑州: 郑州大学出版社, 2020. 1

(创面治疗新技术的研发与转化应用系列丛书 / 付小兵总主编; 第11册)

ISBN 978-7-5645-6693-7

Ⅰ. ①先…　Ⅱ. ①李…　Ⅲ. ①敷料 - 应用 - 创伤外科学　Ⅳ. ①R64

中国版本图书馆CIP数据核字(2019)第182204号

郑州大学出版社出版发行

郑州市大学路40号　　邮政编码:450052

出版人:孙保营　　发行电话:0371-66966070

全国新华书店经销

河南瑞之光印刷股份有限公司印制

开本:880 mm×1 230 mm　1/32

印张:7.875

字数:227千字

版次:2020年1月第1版　　印次:2020年1月第1次印刷

书号:ISBN 978-7-5645-6693-7　　定价:98.00元

总主编简介

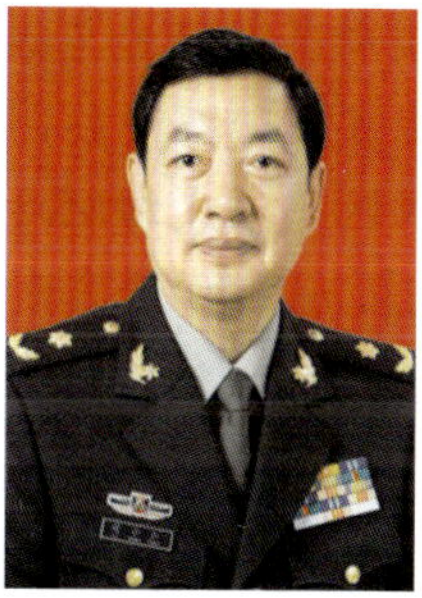

付小兵，中国工程院院士，教授、创伤外科研究员、博士研究生导师。现任中国人民解放军总医院生命科学院院长，基础医学研究所所长，全军创伤修复与组织再生重点实验室主任，北京市皮肤损伤修复与组织再生重点实验室主任等职务。任南开大学教授，北京大学、中国医科大学等国内10余所著名大学客座教授。

学术任职：国际创伤愈合联盟（WUWHS）执行委员，亚洲创伤愈合学会（AWHA）主席，国务院学位委员会学科评议组成员，国家自然科学基金评委和咨询委员，国家技术发明奖和国家科技进步奖评委，国家高技术研究发展项目（“863”项目）主题专家，中国工程院医药卫生学部副主任，中国生物材料学会理事长，中华医学会理事，中华医学会组织修复与再生分会主任委员，中华医学会创伤学分会主任委员、前任主任委员和名誉主任委员，全军医学科学技术委员会常委，全军战创伤专业委员会主任委员，国际《创伤修复与再生杂志》（WRR）、《国际创伤杂志》（IWJ）、《国际下肢损伤杂志》（IJLEW）、国际《创伤治疗进展》（AWC）、《再生医学研究》（RMR）、《中国科学：生命科学》及《中华创伤杂志》（中、英文版）编委，《解放军医学杂志》总主编，《军事医学研究》（MMR）主编等。1995年国家杰出青年基金获得者，2009年当选为中国工程院院士，2018年当选为法国医学院外籍院士。

研究贡献：长期从事创（战、烧）伤及损伤后的组织修复与再生研究工作，主要包括战创伤医学、组织修复和再生医学以及生物治疗学三大领域。重点涉及火器伤与创伤弹道学、生长因子生物学、干细胞诱导分化与组织再生、严重创伤致重要内脏缺血性损伤的主动修复以及体表难愈合创面发生机制与防控等。20 世纪 80 年代中期曾 4 次赴云南老山前线参加战伤调查和救治，经受了战争的考验并获得宝贵的战伤救治经验。1991 年出版了国际上第一部《生长因子与创伤修复》学术专著，1998 年在国际著名医学杂志《柳叶刀》(*Lancet*)首先报道了成纤维细胞生长因子对烧伤创面的多中心治疗结果，推动了我国基因工程生长因子类国家一类新药的研发与临床应用，被英国广播公司(BBC)以“把牛的激素变成了治疗烧伤药物”进行高度评价。2001 年再次在《柳叶刀》上报道了表皮细胞通过去分化途径转变为表皮干细胞的重要生物学现象，为组织修复和再生提供了原创性的理论根据，被国际同行以“相关研究对细胞去分化给予了精彩的总结”和“是组织修复与再生的第 4 种机制”等进行充分肯定。2007 年与盛志勇院士一起带领团队在国际上首先利用自体干细胞再生汗腺获得成功，为解决严重创(烧)伤患者后期的出汗难题提供了基础，被国际同行评价为“里程碑式的研究”。2008 年发现并在国际上首先报道了中国人体表慢性难愈合创面流行病学变化的新特征，推动了中国慢性难愈合创面创新防控体系的建立并取得显著效果，被国际同行以“向东方看”进行高度评价，该成果获 2015 年度国家科技进步奖一等奖。

作为首席科学家获国家重点基础研究发展计划项目(“973”项目)、国家重点研发计划项目、国家自然科学基金创新群体项目(连续三期)、国家杰出青年科学基金(1995 年度)、全军“十二五”和“十三五”战创伤重大项目等 28 项资助。主编《中华战创伤学》、《中华创伤医学》、《再生医学：原理与实践》、《现代创伤修复学》、英文版 *Advanced Trauma and Surgery* 和 *Cellular Dedifferentiation and Regenerative Medicine* 等专著 26 部，参编专著 30 余部，在《柳叶刀》和其他国内外杂志发表论文 600 余篇。特别是 2012 年应《科学》(*Science*)杂志社邀请，组织中国科学家在该杂志出版了一期有关《中国的再生医学》(*Regenerative Medicine in China*)的增刊，显著提升了我国再生医学在国际上的影响。获国家和军队二等奖以上成果 23 项，其中以第一完成人获国家科技进步奖一等奖 1 项、二等奖 3 项和省部级一等奖 3 项。培养博士研究生、博士后研究人员等 70 余人。

个人荣誉:1993 年获“国务院政府特殊津贴”,被评为“首届全国百名优秀中青年医学科技之星”。1995 年和 2004 年分别获中国人民解放军总后勤部“十大杰出青年”和“科技金星”等荣誉称号。2002 年和 2004 年分别获“求是杰出青年奖”和中国工程院“光华工程科技奖青年奖”。2008 年获“中国人民解放军杰出专业技术人才奖”。2008 年被国际创伤愈合联盟授予“国际创伤修复研究终身成就奖”(Lifetime Achievement Award),为获此殊荣的唯一华人学者。2009 年获“何梁何利基金科学与技术进步奖”。2011 年获中欧创伤修复联盟“终身成就奖”。2012 年当选为“科学中国人(2012)年度人物”,并被评为“全军优秀共产党员”。2013 年获“中华创伤医学终身成就奖”和“中华烧伤医学终身成就奖”。2014 年被评为“全军优秀教师”。2016 年被评为全国优秀科技工作者。2012 年和 2018 年分别被中共中央宣传部和中央军委政治工作部作为科技创新重大典型在全国宣传。荣立个人一等功 1 次、二等功 3 次和三等功 1 次。

主编简介

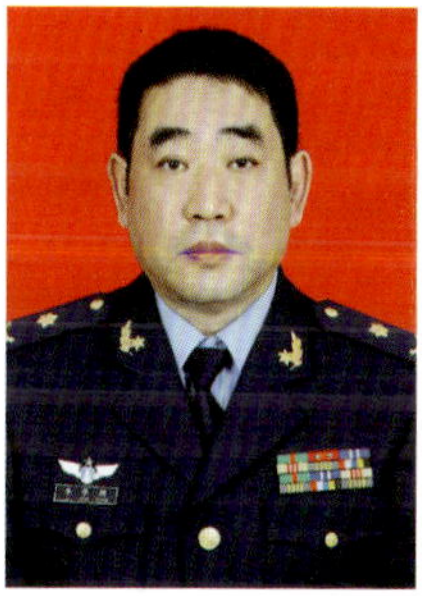

李学拥，医学博士，教授，主任医师，博士研究生导师。中国人民解放军空军军医大学第二附属医院烧伤整形科主任。

学术任职：欧美同学会·中国留学人员联谊会医师协会转化医学分会主委，中国医师协会烧伤科医师分会常委，中国研究型医院学会烧创伤修复重建与康复专业委员会常委，陕西省医学会外科学分会副主委，陕西省医学会烧伤整形分会副主委，中国民族卫生协会培训部全国整形美容专家委员会副主委。

专业特长：在大面积烧伤患者救治，严重创伤伤员修复、体表瘢痕畸形整形、器官再造、体表肿瘤、压疮等慢性创面的负压和手术治疗方面、美容及激光外科方面均有较高造诣。

学术成就：主持双一流重点学科建设，主持"863"课题1项、军队重点项目2项、国家自然科学基金面上项目4项、省部级课题2项、院校课题4项；获专利12项（发明专利5项）；指导硕士研究生10名、博士研究生6名；出版专著3部；发表论文近200篇，其中SCI收录34篇，最高影响因子8.387，累计影响因子113.783。

个人荣誉："863"首席科学家，获军队育才奖银奖，获军队科技进步二等奖3项、军队医疗成果三等奖2项。

创面治疗新技术的研发与转化应用系列丛书

编委会名单

阮瑞霞　副主任护师、国际造口治疗师
　　　　西安交通大学第一附属医院
李学拥　教授、主任医师
　　　　中国人民解放军空军军医大学第二附属医院
李宗瑜　教授、主任医师　哈尔滨市第五医院
李炳辉　主任医师　华中科技大学同济医学院附属梨园医院
杨彩哲　主任医师　中国人民解放军空军特色医学中心
肖丽玲　主任医师　暨南大学附属第一医院
吴　军　教授　深圳大学第一附属医院
沈余明　教授、主任医师　北京积水潭医院
陆树良　教授、主任医师　上海交通大学医学院、上海市烧伤研究所
周建大　教授、主任医师　中南大学湘雅三医院
郇京宁　教授、主任医师　上海交通大学医学院附属瑞金医院
官　浩　副教授、副主任医师
　　　　中国人民解放军空军军医大学第一附属医院
赵　珺　主任医师　上海交通大学附属第六人民医院
荣新洲　教授、主任医师　华南理工大学附属第二医院
胡大海　教授、主任医师
　　　　中国人民解放军空军军医大学第一附属医院
胡宏鸯　副主任护师　浙江大学医学院附属邵逸夫医院
姜玉峰　副主任医师
　　　　中国人民解放军战略支援部队特色医学中心
姜笃银　教授、主任医师　山东大学第二医院
贾赤宇　教授、主任医师　厦门大学附属翔安医院
徐　欣　教授、主任医师　复旦大学附属中山医院
郭光华　教授、主任医师
　　　　江西省烧伤研究所、南昌大学第一附属医院
黄晓元　教授、主任医师　中南大学湘雅医院
黄跃生　教授、主任医师
　　　　南方科技大学第一附属医院(深圳市人民医院)
曹烨民　教授、主任医师
　　　　上海中医药大学附属上海市中西医结合医院

章一新　教授、主任医师　上海交通大学附属第九人民医院
韩春茂　教授、主任医师　浙江大学医学院附属第二医院
程　飚　教授、主任医师　中国人民解放军南部战区总医院
温　冰　主任医师　北京大学第一医院
谭　谦　教授、主任医师　南京大学医学院附属鼓楼医院
魏在荣　教授、主任医师　遵义医科大学附属医院

附:分册主编名单

第 1 册　创面治疗新技术总论
付小兵　陆树良　吴　军

第 2 册　酶与生物清创技术在创面治疗中的应用
王爱萍

第 3 册　超声与水刀清创技术在创面治疗中的应用
李宗瑜　刘　锐

第 4 册　光、电及磁在创面治疗中的应用
程　飚　黄跃生　付小兵

第 5 册　生长因子/细胞因子在创面治疗中的应用
程　飚　付小兵　韩春茂

第 6 册　细胞治疗在创面修复中的应用
史春梦　王达利　周建大

第 7 册　组织工程在创面治疗中的应用
韩春茂　姜笃银　付小兵

第 8 册　氧疗在创面修复中的应用
刘宏伟　付小兵　肖丽玲

第 9 册　负压封闭引流技术在创面治疗中的应用
胡大海　郇京宁　官　浩

第 10 册　生物敷料在创面治疗中的应用
吕国忠

第 11 册　先进敷料在创面治疗中的应用
李学拥

第 12 册　传统医药在创面治疗中的应用
　　　　　姜玉峰　曹烨民　付小兵

第 13 册　创面的外科治疗
　　　　　刘　毅　黄晓元　沈余明

第 14 册　穿支皮瓣移植技术在创面修复中的应用（上、下）
　　　　　魏在荣　章一新

第 15 册　创面的内科治疗
　　　　　杨彩哲

第 16 册　糖尿病创面的内科诊治
　　　　　许樟荣　冉兴无

第 17 册　血管疾病所致创面的诊治
　　　　　徐　欣　刘　暴　赵　珺

第 18 册　静脉性溃疡的诊治
　　　　　王深明　胡宏鸯　祁少海

第 19 册　糖尿病足相关特殊诊疗技术
　　　　　温　冰　荣新洲　李炳辉

第 20 册　压力性损伤创面管理与治疗
　　　　　谭　谦

第 21 册　特殊原因创面管理与新技术应用
　　　　　郭光华　史春梦

第 22 册　特殊人群创面管理与新技术应用
　　　　　姜笃银　胡大海

第 23 册　创面的康复
　　　　　吴　军　朱家源

第 24 册　创面愈合的管理
　　　　　贾赤宇

第 25 册　创面的护理
　　　　　阮瑞霞

第 26 册　医源性创面管理与新技术应用
　　　　　程　飚　付小兵

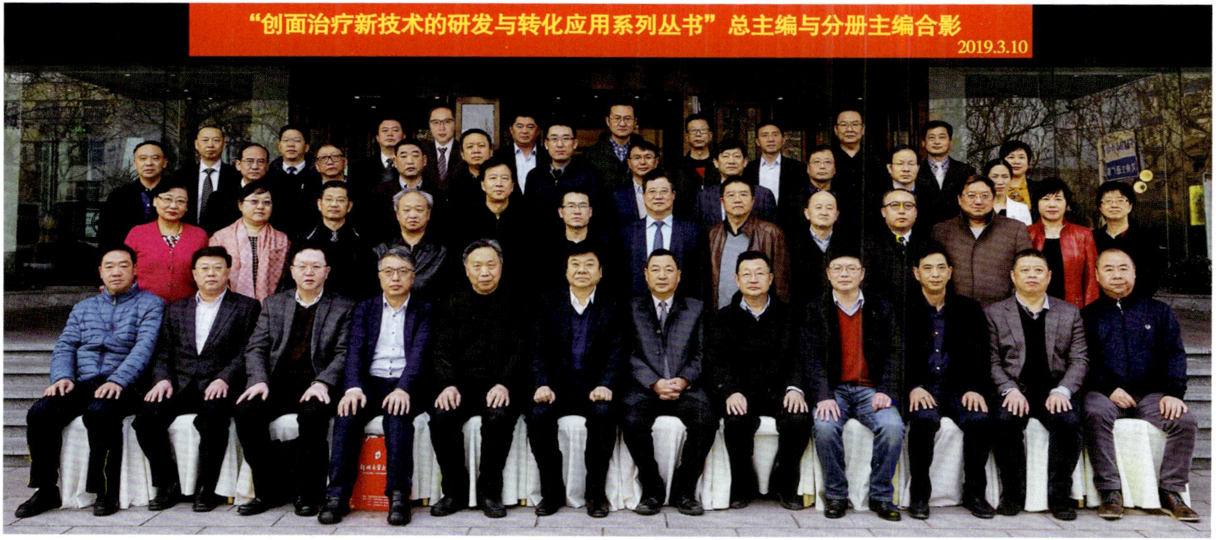

“创面治疗新技术的研发与转化应用系列丛书”总主编付小兵院士与各分册主编合影

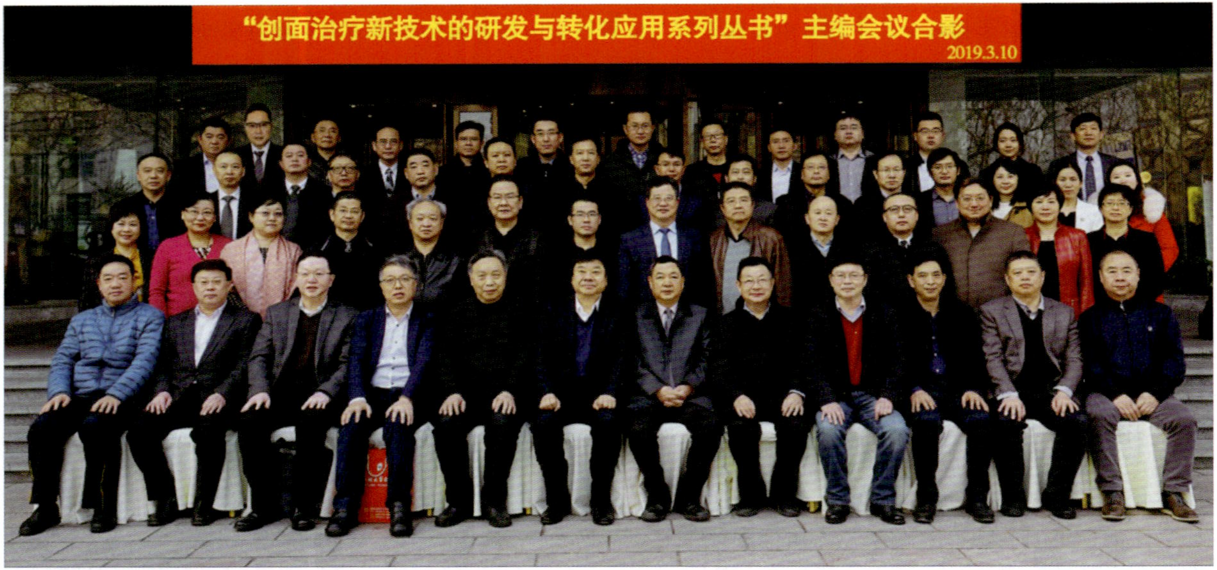

“创面治疗新技术的研发与转化应用系列丛书”主编会议全体与会者合影

第 11 册　先进敷料在创面治疗中的应用

作者名单

主　编

李学拥　教授、主任医师

　　　　中国人民解放军空军军医大学第二附属医院

副主编

李跃军　教授、主任医师

　　　　中国人民解放军空军军医大学第二附属医院

李金清　副主任医师

　　　　中国人民解放军空军军医大学第二附属医院

李　靖　副主任医师

　　　　中国人民解放军空军军医大学第二附属医院

编　委（以姓氏笔画为序）

卫克文　王　燕　冯　剑　边永钎　吕小星　任　盼

孙超锋　李　靖　李金清　李学拥　李跃军　李望舟

何　志　陈孝强　赵雨千　赵聪颖　唐　龙　潘泽平

内容提要

“创面治疗新技术的研发与转化应用系列丛书”第11册《先进敷料在创面治疗中的应用》是一部介绍先进敷料在创面治疗中应用的医学专著。分9个部分，对近年来先进功能性敷料的相关使用及研究情况做了初步的、有限的总结，并对功能性先进敷料的发展趋势进行了适度的展望。其中既有自己团队在先进敷料应用及研发中的浅显经验及体会，更多的是对国内外同道先进经验的归纳整理。书中既介绍了目前功能性敷料在创面治疗中的实际应用情况，又介绍了今后比较有前途的医用功能性敷料的发展方向。其内容丰富，体例格式规范，行文流畅，逻辑关系清楚，可作为创伤基础研究人员和创伤外科及创面修复科等相关专业各级临床医师的参考书。

创面治疗新技术的研发与转化应用系列丛书

总序

创面治疗是古老的医学问题之一，同时在现代社会又有重大的治疗需求，由于社会进步、工农业生产的高速发展以及人们生活方式的改变，现在的创伤和创面治疗与以往相比都发生了很大的改变。一是种类明显增多。除传统的由交通事故、工矿事故、火灾事故以及战争与局部冲突等导致的组织损伤外，由疾病导致的组织损伤与创面也明显增多，如糖尿病与动静脉疾病导致的糖尿病足和下肢动静脉性溃疡创面等。二是发生机制更加复杂。除了创伤和创面本身，其病理生理过程还涉及原始疾病治疗以及老龄化等许多方面，受许多因素的影响，远远超过创伤和创面治疗本身。三是治疗难度加大。由于创伤和创面的发生与发展涉及许多方面，除治疗损伤组织本身外，还需要治疗原发疾病等，如糖尿病足的治疗就涉及创面本身和内分泌代谢、感染控制以及功能重建等。四是占用大量的社会资源与医疗资源。根据我们的初步研究，体表慢性难愈合创面的治疗费用、住院时间与占用的护理成本等均是普通疾病的 3 倍。五是人们对创伤和创面治疗结果的要求越来越高。希望修复和愈合的创面既没有溃疡发生和瘢痕形成，又达到和损伤以前一样的解剖结构与功能状态，即完美的修复和再生。因此，解决创伤，特别是体表慢性难愈合创面治疗的难题成为医学领域一个值得关注的重要问题，必须加以高度重视。

创伤，特别是创面治疗除了外科处理以外，各种治疗技术、方法、药物和材料的应用对缩短创面愈合时间、提高愈合质量和减轻医疗负担起到了重要的作用。特别是近年来，各种新的技术、方法和材料在临床上的广泛应用，对加快创面愈合速度和提高愈合质量起到了非常重要的作用。与此同时,也应当看到,在一些地方由于医护人员对这些新的治疗技术和方法的基本原理缺乏了解,加之临床使用不规范等,这些新的治疗技术和方法没有取得应有的治疗效果,部分地方对新治疗技术和方法的滥用也给创面治疗带来一些不良后果。为此,部分专家强烈建议对这些新技术和方法在临床上的应用进行规范和指导。经过与本领域著名专家较长时间的酝酿和准备,本着以科学性为基础、以实用性为手段、以提高治疗效果为目标的原则,编著出版一套“创面治疗新技术的研发与转化应用系列丛书”,供广大临床医护人员在工作中参考,并由此达到规范临床治疗行为、提高治疗技术和方法或产品的使用效率的目的。为此,本丛书的编写思路归纳起来有以下几方面。

1. 写作目的 进一步推广经过临床验证,在创面治疗中具有实际临床治疗效果的新技术、新方法和新产品;进一步规范这些新技术、新方法和新产品在临床的应用,以提高治疗效果,减少并发症,降低医疗费用等;丛书定位是一套实用性、教材性和普及性的著作,丛书中介绍的治疗技术和方法主要基于专家共识和临床经验,而并非强制性的治疗标准,故仅供临床使用时参考。

2. 编著方式 采用总主编负责下的各分册主编负责制。总主编负责丛书的总体规划、内容选择、分册主编遴选、出版,以及申请国家出版基金和重点图书出版规划项目等事项。分册主编负责该分册参编作者遴选、总体规划、写作、组稿和出版事宜。各分册本身是一部独立的专著,所有分册汇总是一套系列丛书。

3. 写作方法 本丛书基本上采用统一的写作范式(部分分册也可以根据实际情况进行调整),即包括四大部分:第一部分介绍该技术、方法或产品(不涉及具体公司、不涉及具体公司产品,仅仅是对技术、方法或产品发展的介绍)发展的历史;第二部分介绍该技术、方法或产品治疗创面的基本原理;第三部分重点介绍该技术、方法或产品治疗各种创面的实际病例,包括使用方法、典型病例治疗前后照片对比、部分文字介绍,让读者通过这些典型病例,基本了解该技术方法或产品的临床应用等;第四部分介绍该技术、方法或产品临床应用的注意事项(适应证、禁忌证及并发症防治或注意点等)。

此外,丛书还充分利用互联网和信息技术,在正文中印制了二维码,通过扫描二维码可以看到关联的幻灯片、视频、图片等原创数字资源。这些数字资源拓展了文字不易描述的内容,增加了图书的附加价值,使微观事物描述更加形象化,图书内容更加丰富,有利于读者获取更多的知识信息。

科技发展日新月异,各种新的治疗技术、方法与产品不断出现,本丛书选定的治疗技术、方法或产品不一定全面,可能存在局限性与遗漏之处。由于丛书分册比较多,主编处于不同的单位,在写作形式、内容等方面可能存在一些不一致的地方,还望读者提出批评与建议,以利于我们在今后的修订中加以改进,不断完善。

感谢各位分册主编和为本系列丛书做出贡献的各位专家;感谢郑州大学出版社社长张功员和策划编辑李振川以及出版社工作人员为此付出的辛勤劳动;感谢国家出版基金的大力支持。

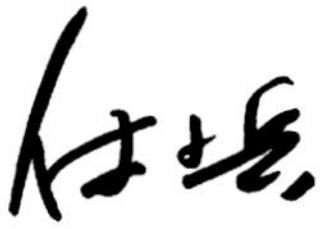

中国工程院院士

中国人民解放军总医院生命科学院院长

“创面治疗新技术的研发与转化应用系列丛书”总主编

2018 年 6 月 21 日

前言

医用敷料是医用器材中一个独立的类别，具有应用范围广、更替周期短等特点，在世界范围内，医用敷料都是重要的医疗资源，同时产生高额的相关医疗支出。医用敷料的使用基本贯穿了医疗活动的全过程，尤其在创面治疗活动中体现得更为明显。敷料的应用在创面治疗中具有悠久的历史，创面治疗和敷料的使用密不可分，是创面治疗体系中不可或缺的组成部分。因此，世界各国均对医用敷料的研发和生产等极为重视。

自有历史记载，敷料本身也并非一成不变。近代以来，尤其是20世纪以来，随着医学及科学技术的不断进步，敷料在创面治疗活动中起到了越来越重要的作用，不断有新类型、新功能的敷料被应用于各类创面的治疗中。创面治疗理论的进步促进了新型多功能敷料的出现，功能性敷料的使用及需求又使得相关领域的材料学、治疗理论等得到了进一步的发展，从而使创面治疗学及功能性敷料的应用日益成为目前医疗研究领域的重点及热点。

而与医用先进敷料实际研发和使用状况不相匹配的是，对功能性敷料的相关理论及总结并没有跟上脚步。在新型功能性敷料越来越成为创面治疗环节中的独立功能单元的同时，有关创面治疗方面的理论往往将先进敷料的功能性作为其他治疗与研究手段的附属部分，这无形中忽略了新型功能性敷料的独特性以及重要性。即使有关于医用敷料的阶段总结，也往往是材料学、有机化学等相关领域研究人员进行的非医疗角度的总结。

有鉴于此，我们对近年来先进功能性敷料的相关使用及研究情况做了初步的、有限的总结，并对功能性先进敷料的发展趋势进行了适度的展望。其中虽有自己团队在先进敷料应用及研发中的经验及浅显体会，但更多的是对国内外同道先进经验的归纳整理。书中既介绍了目前功能性敷料在创面治疗中的实际应用情况，又介绍了今后比较有前途的医用功能性敷料的发展方向。希望能够起到抛砖引玉的作用，促进先进功能性敷料相关研发的进一步蓬勃发展，为促进我国医疗卫生事业健康发展、提高人民群众健康水平尽一份绵薄之力。

由于编著者的学识和经验有限，本书可能存在一定的不足，敬请读者批评指正。

李学拥

2019 年 9 月

目录

1 先进敷料概述

1.1 先进敷料及其特点

1.1.1 皮肤与医用先进敷料

皮肤(skin)是人体最大的器官,与外界环境直接接触,为人体内部与外界环境相隔绝的唯一屏障。皮肤的完整性和连续性保证了人体内环境的稳定,是维持人体正常生理活动的重要基础。但是,当皮肤及其附属结构的完整性因各种原因遭到破坏后,其并不能即刻完成自我修复。医用敷料(medical dressing)作为创面(wound surface)覆盖材料,起到保护创面的作用。在皮肤屏障功能恢复前,一个恰当的创面覆盖物可以部分地起到临时皮肤屏障的作用,为创面愈合提供更有利的局部条件,等待皮肤屏障的重建。

医用敷料是医用材料中常见且非常重要的一类产品,其主要作用是对创面进行保护,使创面处于相对稳定的愈合环境中,以利于创面愈合,在各类创伤、手术及慢性创面等的治疗中有着广泛的应用。随着社会对医疗保健需求的不断增长,医用敷料的需求量也逐年增长。权威研究机构的公开市场研究报告称,世界创伤敷料市场的规模预计在 2021 年将达到 185 亿美元,2013—2021 年期间的年增长率在 7% 左右。

以脱脂棉纱布、棉球为代表的传统医用敷料,材质为棉纤维织物,其优点是性质较稳定,生物相容性良好,无细胞毒性等。但其材质决定了这类敷料在创面治疗的主动干预过程中仅能起到简单的对创面覆盖、隔离的作用。此外,在日常应用中,这类敷料也暴露出许多不足。例如，这类敷料的吸水性能有限，为了保证其对创面的隔离保护作用，需经常更换；其通透性能不可控，无法满足创面愈合所需要的相对稳定温度、湿度的微环境；敷料极易与创面渗出物粘连，更换敷料往往造成创面新的损伤并引起疼痛等不良反应。随着对创面愈合过程研究的不断深入及相应医疗护理要求的不断提高，传统的医用敷料暴露出了诸多不足，大大限制了创面愈合相关医疗及护理的整体进步。随着科技的进步，不断有新的技术、新的材料应用于医用敷料的研发及生产中。

随着对创面愈合过程的深入研究以及创面治疗技术的不断发展，人们逐渐认识到敷料除了起到简单的创面隔离、保护等基础作用外，还应作为创面治疗中的一个重要环节，对创面愈合过程进行更加主动的干预，以促进创面愈合。比较理想的创面覆盖物可暂时替代缺损皮肤的部分功能，并为创面愈合过程提供一个有益于愈合的局部环境。区别于传统医用敷料，在这一指导思想下发展起来的基于不同原理主动进行创面干预，以促进创面愈合的一大类医用敷料，都定义为新型的具有功能性的先进敷料。

1.1.2 先进敷料的特点

先进敷料是区别于传统敷料的新型功能性敷料的总称。以纱布、棉球等为代表的传统敷料主要被用于清洁、保护创面，与之相比，各种先进敷料最重要的特点在于在愈合的不同阶段，对创面愈合过程进行主动干预和调控。虽然各个具体的先进敷料的特点及适用情况不尽相同，但归纳起来，这一类敷料相比于传统敷料，有如下一些特点。

1.1.2.1 对创面温度进行监测及调控

创面的温度是创面研究中一个重要的指标，适宜的创面温度可以促进创面的修复。《创面护理临床实践指南》中提出，保持创面温度于 28～32 ℃，有助于细胞移动和肉芽组织生成。Kurz 等也发现，创面感染与温度相关，当创面温度低于正常体温时，创面感染概率增加 13%。传统敷料本身不具备调控创周温度的能力，创周温度受患者体温及外界环境温度变化影响较大。而加入温控传感器的新型智能先进敷料可以实时监测创面温度。

1.1.2.2 能够控制和吸收创面分泌物

创面分泌物或者渗出物可以造成体内营养物质的损失。对于传统敷料来说,由于其吸水性有限,大量的渗出液使敷料的吸水性迅速达到饱和,从而使敷料的屏障性能下降,细菌等微生物更容易穿透敷料,创面的感染风险大大增加。频繁更换敷料也极大地增加了患者的痛苦和社会医疗资源的消耗。而各类先进敷料由于采用了更多不同的吸水性高分子材料及织物加工工艺,使这些敷料对创面渗液等具有良好的容受能力,从而使创面的愈合环境大大改善,有利于各类创面的顺利愈合,并且能够节约医疗资源的损耗。例如聚氨酯泡沫类敷料的结构具有多孔性,对液体有较大的吸收容量,氧气和二氧化碳几乎能完全通过,对创面有较好的保护作用,负载药物后还可促进创面愈合;保温、保湿能力较强,提供利于创面愈合的微环境。海藻酸盐类敷料的活性成分为海藻中具有高度亲水性、类似凝胶并能被生物降解的海藻酸盐,敷料覆盖创面后与创面渗液接触,通过离子交换将不溶性海藻酸钙变为可溶性海藻酸钠,同时释放钙离子,故具有止血功能,可吸收自身质量20倍的渗液量(为纱布的5~7倍)。

1.1.2.3 具有气体和水蒸气的合适透过力

早期的创面愈合理论认为保持创面干燥有利于创面愈合。但随着创面湿性愈合理论的出现,保持创面湿润更有利于创面愈合已达成共识。纱布等传统敷料对气体及水蒸气透过无法进行主动调控,容易出现创面干燥或者创面浸渍等情况,不利于创面愈合。Queen等认为,理想的敷料材料应该具有2 000~2 500 $g/(m^2 \cdot d)$的水蒸气透过率。使用各种高分子材料制成的薄膜类敷料(也称透明敷料)、泡沫(海绵)类敷料等能较好地满足功能性敷料对于气体及水蒸气的透过率要求。例如壳聚糖膜制成的敷料,由于其自身结构的特点,可根据要求制备具有适宜气体和水蒸气透过率的敷料。

1.1.2.4 良好的密闭性及屏障能力

传统敷料仅具有有限的屏障作用，先进敷料的密闭性、屏障性等能够提供一个对细菌及其他有害物质的隔离层，造成一个适合组织生长的良好环境，促进创面愈合。不同种类的先进敷料，如薄膜类敷料、水凝胶类敷料、水胶体类敷料、海藻酸盐类敷料等虽然其密闭性、隔离性不尽相同，但均明显优于传统纱布类敷料。

1.1.2.5 使用方便、揭取容易

传统敷料被创面渗液浸渍后，往往与创面形成粘连，在更换敷料时容易造成二次创伤，并产生强烈的痛感，不利于创面愈合。新型的水胶体类敷料则可以显著降低敷料与创面的黏附性，解决了上述问题。

1.1.2.6 止血、抗菌、抗炎等功能

传统敷料主要材质为棉纤维，受其材质限制，只能起到单纯的覆盖保护创面的作用。而各类先进敷料由于采用了各种新型材料，并且采用新技术将各种功能性成分负载于敷料纤维中，可使其具备止血、抗菌、抗炎等多种功能。

1.1.2.7 具有良好的机械性能

传统敷料机械性能单一，形状多为方形，与人体贴合差，尤其不适于特殊部位及运动情况下使用。各种先进敷料可根据需要制成不同形状以满足在人体不同部位创面使用的需要，更强的贴合性也能够满足人体运动条件下对创面的保护作用。

1.1.3 先进敷料的适用范围

由创伤及各种疾病引发的创面，作为常见的疾病之一，影响广泛。由此引发的一系列健康、社会问题，严重地威胁着人民群众的身心健康，同时也给社会整体医疗保障带来了沉重的负担，占用了大量的医疗资源。因此，如何更好更高效地进行创面治疗，就显得尤为重要。

创面通常分为急性创面(acute wound)及慢性创面(chronic

wound)。一方面,急性创面往往是由各种外伤及手术等造成的,随着社会发展及交流的增多,致伤因素向着多元化及复杂化发展,由此也使急性创面的发病率越来越高,其程度也越来越严重;另一方面,慢性创面以往大多为严重的烧伤或创伤长期不愈合导致,而随着社会发展伴随的人口老龄化、慢性疾病增多等问题,扩大了慢性创面的病因范围,诸如代谢性疾病(糖尿病溃疡、痛风结节性溃疡)、免疫性疾病(自身免疫性风湿病皮肤溃疡)、血管源性疾病(下肢深静脉曲张所致静脉淤滞性溃疡)、放射性损伤(癌症放射性治疗所致溃疡)及长期卧床(压力性溃疡)等,都可造成慢性创面的发生。

虽然急、慢性创面的治疗原则不尽相同,但两者共同的特点是治疗难度大、治疗费用高,给患者带来沉重的身心压力和经济负担,也占用并消耗了大量宝贵的社会医疗资源。随着对创面治疗过程的系统化和规范化发展,人们认识到创面治疗不单单是由清创、换药、等待愈合构成的相对被动的治疗过程,而应是一个连贯的由多项主动治疗过程相衔接的医疗过程。医用敷料是创面治疗中不可缺少的医疗耗材,其直接与创面接触,基本功能是保护创面,在创面治疗的不同阶段均需要大量使用。因此,医用敷料是创面治疗体系中重要的组成部分。随着治疗新思路的发展及新技术、新材料的不断涌现,基于医用敷料直接接触创面的特点,将医用敷料在保护、隔离创面的基础上,发展为同时具有抗菌、调节创面水分、促进愈合等多种主动治疗功能的更为先进的新型敷料,这已成为目前创面治疗领域中新兴的分支领域、研究开发新型先进敷料的热点,一些具有各类功能的先进敷料已经应用于临床创面治疗。

1.1.4 先进敷料的发展过程

纱布、棉垫等传统医用敷料的使用历史非常久远。由于受到传统创面愈合理论的限制,长期以来,敷料仅仅是对各类创面进行临时覆盖,只起到有限的隔离保护作用。20 世纪中期,国外的学者们逐渐认识到创面的密闭化更有利于创面的愈合。1972 年,Rovee 通过实验证明，干净的没有结痂的湿润创面，其上皮细胞移行增生的速度快，可以加快创面的愈合，“湿性创面促进愈合”的观点开始被广泛接受。随着这一观念在临床应用中的反复实践，人们也更加确信，理想的敷料应该为创面的愈合提供稳定的微环境，这可以加快创面的愈合速度和质量。

创面是由外界各种致伤因子，如手术、外力、高温、低温、化学物质等或局部供血障碍等机体内在因素导致的正常皮肤及组织完整性的破坏和部分组织的缺损。创面形成2周内称为急性创面，而愈合时间超过2周的创面则称为慢性创面。创面尤其是慢性创面的治疗一直以来都是医疗中的重要任务。创面治疗主要是通过各种主动手段创造有利的外部环境，以促进机体进行自身修复。传统的创面治疗过程中，医用敷料往往是作为各种治疗手段完成后的辅助措施，对创面进行临时性的覆盖、保护。

随着材料科学等的发展，人们将各种新材料、新技术应用于敷料的制备中，从而出现了多种原理不同的新型先进敷料：①采用新的天然或人工合成材料作为新的原料，利用新材料的特性，制备新型功能性敷料。②将不同功能的药物负载于原有敷料，获得带有功能性的新型敷料。③利用组织工程技术、纳米技术等新技术，按照需求制备新型功能性敷料。④在敷料中加入各类智能传感器，制备智能化新型敷料。

由于创面形成原因的多样性及愈合过程的复杂性，很难有单独一种材质或是一种形式的敷料能够完全满足各类创面的不同要求，因此目前开发的新型先进敷料均有相对的适应证。针对不同人群、不同病种，对应的先进敷料作用原理不尽相同。但这一类先进敷料的共同特征可归纳为“三高”，即高效性材料（efficacy of the material）、高效能产品（effectiveness of the product）、高效率护理（efficiency of the treatment），这3个特征也逐渐成为医用敷料设计领域的“3E”治疗原则，代表了医用敷料发展的方向。

1.2 先进敷料的分类方法及类别

近几十年来,医用敷料在研发及应用上取得了飞速的发展,各类性能优良的新型先进敷料不断涌现。目前正在使用及研发的产品数目众多,其分类方法较难统一。

1.2.1 先进敷料分类方法

根据材质分类,可分为天然材质敷料、人工合成材质敷料、混合材质敷料等。根据其使用环境分类,可分为创伤急救情况下应用的急救用敷料,手术等有创操作后应用的手术用敷料,糖尿病并发症、压疮[pressure sore;也称褥疮(bed-sore);压力性损伤、压力性溃疡]等慢性疾病的日常护理用敷料等。根据功能效果分类,可分为止痛止血性敷料、抗菌性敷料、吸湿性敷料、低黏性敷料等。根据敷料材质形状分类,可分为薄膜状敷料、泡沫状敷料、凝胶状敷料、粉末状敷料、纤维状敷料等。在这些分类方法中,以敷料的材质来源以及功能用途进行分类的方法较为常用。

1.2.2 先进敷料类别及简介

1.2.2.1 天然材质敷料

(1)植物来源敷料　最初的功能性敷料是对棉质纱布、棉球等进行浸渍、涂布等,使各类功能性药品负载于棉质敷料,使其具有抗菌、镇痛、止血等功能,但这类敷料在实际应用中对创面的治疗作用有限。因此,以棉纤维为基础材质,通过物理或化学方法进行改性,负载治疗性药物,或者与高分子薄膜等材质进行复合,从而制成不同功能的敷料是目前此类敷料研究和应用的发展方向。通过对棉纤维进行羧甲基化并引入金属离子等功能性成分,可以使改性棉纤维具备抗菌等特性。将载有药物的二氧化硅颗粒接枝在棉织物表面上,以开发具有药物递送性能的抗菌棉织物也是研究的热点。一项研究显示,将脱脂棉复合天丝、聚乳酸纤维制成的多组分非织造布作为敷料的基质材料，其结构和多组分可大大提高医用敷料的吸水、止血等功能，并可以通过在复合结构中加入纳米银，从而获得抗菌功能。因此，对棉纤维进行改性、复合其他功能组分，可使制成的纤维敷料获得远远优于传统棉纤维的多种先进功能，又可保留棉纤维等植物纤维质优价廉的属性，是这一类植物来源敷料的发展趋势。

由海藻中提取的海藻酸盐制成的敷料，是一类重要的植物来源敷料。海藻酸盐类敷料是以海藻酸盐为主要成分，通过非织造技术制成的一种类似纤维素的天然高分子材质敷料。海藻酸盐纤维中的有效成分是海藻酸钙，海藻酸钙与创面渗出物接触后，其钙离子能与人体的钠离子进行交换，使不溶于水的海藻酸钙逐渐转化为可溶性的海藻酸钠。这一过程可以使大量水分进入纤维内部，因此海藻酸钙敷料具有极强的吸湿性。海藻酸盐类敷料能够吸收相当于自身重量数倍的液体。海藻酸盐纤维还是一种生物可降解的纤维，更换敷料时，一些残留于创面上的纤维无须去除，少量的纤维可以被软组织缓慢吸收，大大减轻患者的痛苦。此外，海藻酸盐类敷料还有较好的成胶性及止血性，因此在创面护理中具有广泛的应用。目前已经上市的海藻酸盐类敷料已经多达数十种。

(2) *动物来源敷料*　动物来源敷料最大的特点是其材质与人体组织的相容性较好，是较理想的覆盖创面的材料，因此在皮肤移植等手术或治疗中得到广泛应用。对于面积较小的烧伤患者，往往通过自体皮肤移植的方法进行治疗，但自体供皮存在诸多限制，例如供皮量不足、供区部位限制、供区瘢痕等。在大面积烧伤等创面的治疗中，由于自体皮源不足，异体皮（尸体皮）是除了自体皮外最好的皮肤替代物。作为创面覆盖物，经过多年的临床实践，已证实其临床效果。异体皮的应用由最初的冻存异体皮发展为目前的脱细胞真皮基质（acellular dermal matrix，ADM），已广泛应用于修复各类创面。脱细胞真皮基质取材于异体皮或异种皮，通过化学手段去除具有高免疫原性的细胞等成分，保留真皮基质。其基底膜面可支持断层皮片生长，对上皮细胞的增殖、分化、移植及外观和功能起了重要作用。种植的表皮细胞，可与脱细胞真皮基底膜面精密贴附，并诱导成纤维细胞和血管内皮细胞有序地生长和分化。异体皮的不足之处在于其来源受限、具有抗原性、潜在的传染性等临床问题，而且目前仍存在一定的伦理学问题。

此外，以动物皮肤制备成的异种皮敷料也可用于创面的覆盖。产品化的猪皮尤其是经过脱细胞等处理的猪皮，临床上常用作代替自体皮的创面覆盖敷料，其在结构及成分构成上都与人的皮肤类似，可以充当创面的临时屏障，以减少创面的感染及水分蒸发等。其他可以作为创面敷料的异种皮还包括鱼皮等，经脱细胞处理的鱼皮已被用于糖尿病足等慢性创面的治疗。羊膜作为一种半透膜，也可作为创面敷料的来源。羊膜是胎盘上的一种薄膜状组织，位于胎盘的最内层，由单个上皮层、厚基底膜和无血管基质组成。羊膜的特殊结构和生物活性使其成为制备组织工程支架的理想原料。羊膜的上皮细胞具有干细胞的优点，但是比干细胞更适合作为组织工程的细胞来源。其基底膜的细胞外基质是一种天然的三维支架。此外，羊膜的生物学优点包括抗炎、抗微生物、抗纤维化、抗瘢痕形成以及合理的机械性能和低免疫原性。将羊膜经脱细胞处理后，所留下的无细胞结缔组织称为脱细胞羊膜，具有合理的力学特性，且能减少免疫排斥反应。

动物来源敷料还包括动物组织的衍生物制成的敷料。如从动物组织中分离出的动物毛蛋白、胶原蛋白、纤维蛋白、甲壳素等成分，均可成为医用敷料的主要原料。例如，胶原来源广泛，易于提取、纯化，且生物相容性良好，胶原敷料通常以动物胶原制备而成，在创面愈合过程中可促进成纤维细胞增殖并加速创面内皮细胞的迁移，具有抗原性弱、良好的生物可降解性、生物相容性好等优点。经过适度交联后具有止血促凝作用。胶原还可以与其他材质一起制成复合型生物敷料，不但改善了纯胶原敷料稳定性较差的问题，还具有良好的机械强度及抗感染性，且可以延长敷料中胶原的降解时间。壳聚糖是从甲壳类动物的壳中提取出的天然高分子材料，通过改性处理后得到的壳聚糖纤维用途广泛，并具有明确的促愈合作用。以壳聚糖纤维为原料可制作包括无纺布类敷料、薄膜类敷料、水凝胶类敷料、泡沫(海绵)类敷料等多种类型的医用敷料。

(3)矿物来源敷料　矿物来源敷料中应用范围较广的是含硅敷料。含硅敷料的主要有效成分是聚硅氧烷,俗称硅油。医用聚硅氧烷具有无毒、无皮肤刺激性、无抗原性、物理化学性质稳定、不溶于水、热稳定性好等特点。以聚硅氧烷为原料开发的含硅敷料包括含硅泡沫敷料、硅凝胶敷料、含硅薄膜敷料以及聚硅氧烷超分子弹性体敷料等多种类型。此类敷料对于压疮等慢性创面、烧伤创面、急性创伤创面等均具有肯定的促愈作用。其中,聚硅氧烷超分子弹性体是一类比较新的材料,区别于传统的硅橡胶,是具有典型交联橡胶弹性的弹性体材料,其作为敷料的基材,可改善敷料的自黏性、吸水性、力学强度等特性。

石墨纤维、活性碳纤维等含碳材料也是近年来矿物类敷料研究的热门领域。传统的活性炭是一种经过活化处理的多孔炭,为粉末状或颗粒状,而活性碳纤维则为纤维状,纤维上布满微孔,其对有机气体的吸附能力比颗粒活性炭在空气中高几倍至几十倍,在水溶液中高 5 ~6 倍,吸附速率快 100 ~1 000 倍。含有活性碳纤维的敷料除了具备创面湿性愈合敷料的一般特点外,还可以吸附病菌并控制异味,而膨胀石墨复合材料制作的纤维敷料在各项敷料有关实验中显示出良好的性能,可以有效吸附创面分泌物及其他有害物质,维持创面愈合所需的稳定微环境,有望制成新的多功能先进敷料。

1.2.2.2　人工合成材质敷料

(1)薄膜类敷料　薄膜类敷料的原料多为有机高分子材料,如聚乙烯、聚丙烯腈、聚己内酯、聚乳酸、聚氨酯、硅氧烷弹性体等。这类材料共同的特点是可制成透明、柔软且具有弹性的薄膜,这些薄膜对水分子有通透性,可通过调节产品的厚度来调节水蒸气的透过能力。将薄膜与压敏胶结合后制成的薄膜类敷料与人体贴合性良好,封闭创面可靠,并且具有透气性,是比较理想的一种医用敷料。

(2)液体类敷料　液体类敷料又称为液体绷带,相比于其他敷料具有使用灵活的特点。此类敷料由成膜材料溶解在溶剂中,通过涂抹或者喷洒紧紧黏附于皮肤创伤部位，形成半透明保护膜。相比于其他敷料，液体敷料最大的特点在于适用于任何形状、任何部位的创面，同时其使用条件较宽松，在各种环境下使用都比较方便。如 3M 公司的 3M™ Cavilon™液体敷料产品是一种罐装的多聚合溶液，由薄膜剂（丙烯酸盐共聚物）、溶液剂（六甲基二硅醚、异辛烷）和增塑剂（聚乙基苯甲基硅氧烷）组成，分为涂抹式保护膜和喷涂式保护膜两种，经伽马射线灭菌，一次性使用。

（3）水胶体类敷料　水胶体类敷料主要使用的水胶体颗粒包括明胶、果胶、海藻酸盐、羧甲基纤维素钠等。将这些水胶体颗粒与一定比例的橡胶或液状石蜡等黏结剂混合，从而制成具有一定黏附力的敷料。这类敷料较厚，对水蒸气无透过性，主要通过水胶体的吸水性来吸收创面的渗出物，敷料的吸收能力与胶层的厚薄相关。

（4）水凝胶类敷料　水凝胶是具有三维结构的一种高分子聚合物。水凝胶类敷料既有一定的吸湿性，又可以起到维持创面湿润水平的作用。充分溶胀的水凝胶在活体组织中有一些共同的物理特性，如柔软、弹性、低界面张力、黏附性。在成分和机械方面，水凝胶的理化性质类似于天然细胞外基质，因此，水凝胶可以发挥两方面的作用，即作为组织再生过程中的细胞支持材料，以及作为药物输送系统传递药物。这类敷料可分为无定型水凝胶和片状水凝胶两大类。

（5）泡沫（海绵）类敷料　泡沫类敷料本身具有多孔性，允许气体通过，并且能够吸收并容纳较大量的液体。这类敷料对于创面渗出液的控制即基于其结构特性。泡沫类敷料可以制成各种厚度，不但能够应用于浅表创面，还可以根据伤情需要，作为较深创面或组织缺损的临时充填物，因此能够起到较好的创伤保护作用。目前制备泡沫类敷料使用最多的材料是聚氨酯和聚乙烯醇泡沫。

1.2.2.3　药物性敷料

医用敷料作为一种医用消耗材料，本身并不具备直接的创面治疗作用。为了在保护创面的同时，能够对创面起到一定的局部治疗作用，人们将药物成分加入敷料中，形成了药物性敷料（载药敷料)。常见的药物性敷料制备原理简单,多通过浸渍、涂布等方法将药物成分负载于敷料的织物纤维上,如手术用消毒敷料、带有药物软膏的敷料、中药油浸敷料等。但由于技术相对简单,大大限制了可负载药物的种类及性状。

随着制剂技术的进步,各种新型给药途径不断发展完善,使得药物性敷料得到了新的发展。如使用微球或者微囊等递送系统,将治疗药物进行封装,然后与各类敷料相结合,可以在敷料隔离保护创面的同时,持续地对创面局部进行给药。将中草药提取物与医用高分子材料复合制成药液胶布,药液具有止血、消炎、镇痛等作用,高分子膜可起到隔离保护创面的作用,两者结合后可以在创面形成一层防水透气、便于活动又具有治疗作用的药膜,促进了创面的愈合。将药物有效成分与高分子可吸收材料混合后,通过静电纺丝等方法制成可缓慢为人体吸收的敷料内层,药物可在创面局部逐渐释放,从而起到加速创面愈合的作用。

1.2.2.4 纳米技术组织工程敷料

在各类织物敷料的基础上,随着纳米技术的发展,利用纳米级材料构建类似于人体皮肤结构的组织工程敷料,已成为敷料发展的新的热点方向。得益于细胞生物学、解剖学、生物化学及材料学等学科的发展,人们对皮肤及皮下组织,尤其是细胞外基质的构成情况有了更清晰的了解。这类组织工程敷料的原理是利用各种纳米级材料,尤其是复合高分子材料,通过离体构建三维多孔支架,为活细胞提供生长及繁殖的人工外环境,将从活体中分离出的表皮细胞、成纤维细胞,各种来源的干细胞等作为种子细胞植入人工支架,进行体外培养,得到具有程序性生长特点的临时皮肤替代物,移植于需要修复重建的创面处。敷料中的活细胞与机体组织结合,而支架材料通过降解等方式逐渐为机体吸收,从而达到修复组织创面的目的。迄今为止,这类敷料尚在广泛的研发阶段。

1.2.2.5 智能化敷料

人体皮肤作为人体最大的器官,其本身的复杂性超出了目前已知最复杂的机械。正常皮肤在发挥其生理功能时进行着各种生物化学反应,温度、酸碱度、离子浓度、活性蛋白浓度等均进行着复杂而有序的变化。当皮肤及皮下软组织损伤后,生理性平衡被打破,各项理化指标的平衡被打乱。创面愈合的过程,也是这些指标再平衡的过程,这些理化指标的变化可以实时反映出创面愈合的情况。最新的有关敷料的研究中,人们将温度传感器、氧含量传感器等各类生化指标传感器、发光二极管(light emitting diode,LED)灯及其他电子元件等与医用敷料进行整合,或是将微型的依赖于生化指标运转的药物储存及传输系统整合到敷料中,制成智能化的医用敷料。新的智能化敷料能够部分模拟人体组织的生化行为,或进一步整合创面治疗的方法。虽然其临床治疗能力尚未得到测试,但毋庸置疑的是,智能化敷料是未来敷料研究和发展的方向。

(赵雨千　李　靖)

2 创面愈合与医用敷料的选择

皮肤(skin)是人体最大的器官,覆盖全身,是人体内部与外界环境之间的屏障。主要承担着抵御外部微生物、排泄及水分调节、体温调节、感知外部信号、合成部分人体所需物质等功能。它使体内各种组织和器官免受物理性、机械性、化学性和病原微生物性的侵袭。人和高等动物的皮肤由表皮、真皮(中胚层)、皮下组织3层组成。

2.1.1 皮肤的结构

皮肤覆盖全身,总重量占体重的5% ~15%,总面积为1.5 ~2 m^2,厚度因人或部位而异,为0.5 ~4 mm。尽管皮肤的厚度很薄,但其结构复杂,除了多层次的不同细胞外,还广泛分布着毛发、指甲、皮脂腺、汗腺等皮肤附属器(图2.1)。此外,皮肤中还分布着大量的毛细血管和神经末梢、淋巴管和肌肉等,这对维持皮肤正常生理功能也起着重要的作用。皮肤具有两个方面的屏障作用:一方面可防止体内水分、电解质及其他物质丢失;另一方面可阻止外界有害物质的侵入。皮肤保持着人体内环境的稳定,同时皮肤也参与人体的代谢过程。最厚的皮肤在足底部,厚度达4 mm。眼皮上的皮肤最薄,只有不到1 mm。

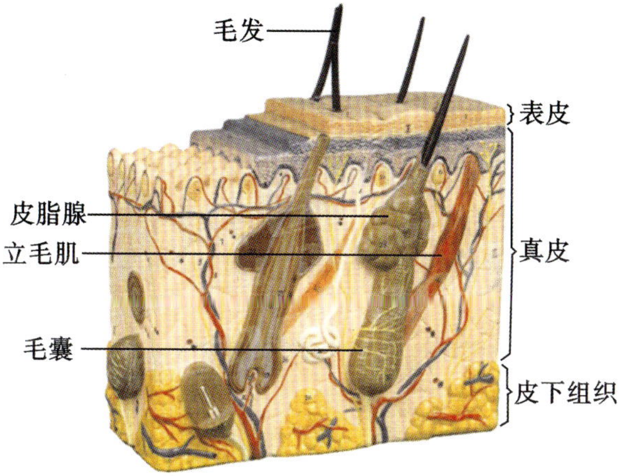

图 2.1　皮肤结构模式

2.1.1.1　表皮层

表皮是皮肤与外界直接接触的一层，平均厚度为 0.2 mm，根据细胞的不同发展阶段和形态特点，由外向内可分为 5 层。

(1) 角质层　皮肤最外层，由数层扁平的角化细胞组成。这些细胞内的细胞器退化，含有大量角蛋白。它能抵抗摩擦，防止体液外渗和化学物质内侵。角蛋白吸水力较强，一般含水量不低于 10%，以维持皮肤的柔润。由于部位不同，其厚度差异甚大，如眼睑、包皮、额部、腹部、肘窝等部位较薄，掌、跖部位最厚。角质层的细胞亦无细胞核，若有核残存，称为角化不全。

(2) 透明层　由 2 ~ 3 层无细胞核的扁平透明细胞组成，细胞排列致密，界限不清，胞内含有角母蛋白。能防止水分、电解质、化学物质的通过，故又称屏障带。此层于掌、跖部位最明显。

(3) 颗粒层　由 2 ~ 4 层扁平梭形细胞组成，胞内含有大量嗜碱性透明角质颗粒。细胞内的黏多糖、磷脂等物质排出体外，进入细胞间隙，能够使细胞间的结合更加牢固。颗粒层的扁平梭形细胞层数增多时，称为粒层肥厚，常伴有角化过度。颗粒层消失，常伴有角化不全。

(4)棘细胞层 由4~8层多角形的棘细胞组成,由下向上渐趋扁平,细胞间借桥粒互相连接,形成所谓“细胞间桥”。

(5)基底层 又称生发层,由一层排列呈栅状的圆柱细胞组成。此层细胞有活跃的增殖能力,不断分裂产生新的细胞。这些新生细胞逐渐向外层推移、角化、变形,形成表皮其他各层,最后角化脱落。基底层细胞间夹杂一种来源于神经嵴的黑色素细胞(又称树枝状细胞),占整个基底细胞的4%~10%。当表皮的外层结构受损时,基底层细胞就会增生,以修复表皮。

2.1.1.2 真皮层

真皮层位于表皮层深面,来源于中胚叶,由纤维、基质、细胞构成。真皮分为两层:乳头层,又称真皮浅层;网状层,又称真皮深层。两者无严格界限。乳头层形成的真皮乳头突向表皮的基底层,乳头层内分布有丰富的毛细血管网和感觉神经末梢,为表皮提供养料并运走代谢产物。网状层是真皮的主要成分,由弹力纤维、粗大的胶原纤维束和网状纤维组成。纤维束使皮肤具有弹性和韧性。网状层内富含血管、淋巴管、神经末梢以及各种皮肤附属器。

(1)真皮层的细胞 主要有以下几种:①成纤维细胞,能产生胶原蛋白、弹力蛋白等,分泌到细胞外基质后形成胶原纤维和基质。②组织细胞,是网状内皮系统的一个组成部分,具有吞噬微生物、代谢产物、色素颗粒和异物的能力,起着有效的清除作用。③肥大细胞,存在于真皮和皮下组织中,以真皮乳头层为最多,其胞质内的颗粒,能储存和释放组胺及肝素等。

(2)真皮层的纤维 ①胶原纤维:为真皮的主要成分,约占95%,集合组成束状。在乳头层纤维束较细,排列紧密,走行方向不一,亦不互相交织。②弹力纤维:在网状层下部较多,多盘绕在胶原纤维束下及皮肤附属器周围。除赋予皮肤弹性外,也构成皮肤及其附属器的支架。③网状纤维:被认为是未成熟的胶原纤维,它环绕于皮肤附属器及血管周围。在网状层,纤维束较粗,排列较疏松,交织成网状,与皮肤表面平行者较多。由于纤维束呈螺旋状,故有一定伸缩性。

(3)真皮层基质　皮肤中还有大量的非纤维成分，如糖胺多糖、蛋白多糖等。这些物质处于一种无定形的、均匀的半流动状态，充塞于纤维束间及细胞间，起润滑作用，为皮肤各种成分提供物质支持，并为物质代谢提供场所。

2.1.1.3 皮下组织

来源于中胚叶，在真皮的下部，由疏松结缔组织和脂肪小叶组成，其下紧临肌膜。皮下组织的厚薄依年龄、性别、部位及营养状态而异。有防止散热、储备能量和抵御外来机械性冲击的功能。

2.1.2 皮肤的生理功能

作为连接人体和外部环境的界面，皮肤是保护人体内环境稳定的重要屏障。皮肤的主要生理功能概括如下。

(1)保护和防御作用　由于表皮中致密的角质层、真皮中的胶原纤维以及皮下组织中柔软的脂肪层的有机结合，皮肤可以给人体提供机械保护作用；皮脂腺能够分泌出长链脂肪酸，尤其是油酸，形成皮肤的微酸性环境，不利于细菌、病毒和真菌的生长，具有抵抗微生物的作用；皮肤的角质层对化学物质的侵入有一定的抵抗作用。

(2)体温调节功能　皮肤依靠其丰富的血管网和皮肤附属器参与体温调节。皮肤可以通过汗液的蒸发以及真皮层中血管的舒张散发热量，通过血管的收缩防止热量的损失，保持体温的恒定。

(3)呼吸功能　在正常情况下，皮肤呼吸仅占气体代谢量1%。主要是吸收氧气和排出二氧化碳。在30 ℃时，一昼夜通过皮肤可排泄碳酸7 ~9 g，吸收氧3 ~4 g。

(4)感觉功能　皮肤中富含神经末梢，能够接收环境中的各种信号，如痛觉、触觉、热觉、冷觉、压觉、痒觉等，并转换为神经冲动。

2.2 创面的分类及特点

2.2.1 创面的形成

创伤(trauma)是对人体皮肤完整性和连续性的破坏,被破坏的区域形成创面。由于可以导致这种破坏的原因众多,使得创面的种类和性质也不相同。创面可定义为由机械、电、热、化学等因素造成的,或者是由医学或生理病态形成的皮肤乃至于皮下组织的缺损。创面常见种类有:摩擦、跌打、坠落、碰撞、切割、撕咬、手术等造成的机械损伤创面;热、冷、化学、辐射、电等原因造成的理化损伤创面;在老年人或慢性病患者中因压疮、溃疡等引发的慢性创面等。最轻度的创面仅限于皮肤表皮层,可通过上皮再生愈合。稍重者有皮肤和皮下组织的破坏,较严重的创面可有肌肉、肌腱、神经的断裂及骨折。浅二度烧伤、浅表裂伤和皮肤磨削术等形成的创面,累及真皮乳头层时,汗腺和毛囊、皮脂腺等皮肤附属器与表皮一起完全再生。较深的皮肤缺损如深二度烧伤、皮下剥离和皮肤溃疡等真皮深层组织丢失或破坏,瘢痕愈合,皮肤附属器不能完全重建,无法分泌汗液和皮脂,造成体温调节、皮肤屏障和保护等功能受损,严重影响生活质量。

2.2.2 创面的分类

按照愈合情况分类,是目前比较公认的分类方法。它将创面分为急性创面和慢性创面两大类。急性创面还可以分为一般性创面和手术创面。由于手术创面是在有控制的前提下人为形成的有限损伤,人体组织损伤程度较轻,周围环境较清洁,创面受微生物和其他杂质污染极少,因此这类创面愈合相对容易。急性创面通常为各种物理化学因素导致的皮肤损伤,通常来说人体并无潜在的生理性、营养性问题,因此急性创面对治疗及护理的反应性较好,较易愈合。慢性创面往往为急性创面因各种原因不能正常愈合迁延形成,或是由于机体处于不良状态出现的皮肤损伤。慢性创面中最典型的例子是压疮。压疮的形成是由于皮肤长期受压,营养不能通过血液循环进入受压部位,使局部皮肤产生坏死、溃烂。这类创面的形成周期长,其愈合过程往往受患者的健康状况、年龄、营养、生活方式等多方面因素影响,创面的恢复周期较长,或者不能自行愈合,需要更积极的人为治疗和干预。

2.2.3 典型皮肤创面愈合过程

创面的愈合过程较为复杂,涉及细胞参与的炎症反应,细胞运动、迁移和增殖,细胞信息的传递,细胞间的相互作用,各种细胞因子的生成和作用,细胞外基质的参与和调节等。近几十年来,对正常创面愈合过程中涉及的细胞及细胞因子的生理生化过程研究有很大的进展,研究由细胞水平进入分子水平。这些研究成果对理解创面的愈合过程、采取合理的护理方法、选择合适的敷料具有很好的指导意义。

创面愈合本身的病理生理过程是一个复杂有序的连续过程,按照豪斯(Howes)等的分期方法,典型创面愈合过程人为划分为3期:炎症期、增殖期和成熟期。这几个阶段之间相互交叉、相互重叠,并有多种炎症细胞、修复细胞、炎症介质、生长因子(growth factor,GF)和细胞外基质等成分共同参与。理想的愈合结果是瘢痕细微,无明显创面收缩,又接近于正常组织的结构与功能。

2.2.3.1 炎症期

创面局部有不同程度的组织坏死和血管断裂出血,组织受创后即启动细胞和血管反应,以清除创面失活组织和外源性异物。数小时内便出现炎症反应,局部血管舒张以及毛细血管通透性增加,表现为充血、浆液渗出及白细胞游出,止血后的炎症反应是创面愈合的始动环节。血小板释放出的生长因子吸引中性粒细胞、巨噬细胞和淋巴细胞等炎症细胞按一定的时间趋化到局部创面。巨噬细胞在创面的愈合中起重要作用,被称为创面愈合的“调控细胞”。它在清除坏死细胞、细菌和异物的同时,还能分化出多种生长因子,趋化修复细胞、刺激成纤维细胞的有丝分裂和新生血管的形成，以促进肉芽形成。

在巨噬细胞清除创面的同时，由于毛细血管扩张，大量的水分进入创面形成水疱。这种水疱液中富含多种血浆成分，如钠离子、钾离子、氯化物、糖、血浆蛋白和各种氨基酸，含量近似血浆水平。大量的血浆成分进入水疱可改变局部渗透压，使更多的水分被吸引到水疱中，使它的体积不断增大，成为创面渗出液的来源。

随着炎症反应的进行，巨噬细胞释放出生长因子，吸引成纤维细胞进入创面。与此同时，内皮细胞在胶原酶和其他酶的作用下，从未受损的血管部位分离后，向损伤部位迁移并增生。内皮细胞慢慢地形成管状结构和毛细血管芽，并相互连接形成血管网。氧气和营养成分通过这些血管网进入创面，为成纤维细胞的增殖提供条件。

2.2.3.2 增殖期

创伤后的 2 ~3 d 内创面出现成纤维细胞，其主要特征是复制和迁移。这些细胞源自局部结缔组织和血管周围休眠的纤维细胞。在第 1 周内，成纤维细胞是创面细胞群中的主要细胞。这些细胞通过主要由纤维连接素和透明质酸组成的细胞外基质进行迁移和黏附。在伤后第 2 天或者第 3 天，增殖后的成纤维细胞开始产生创面修复的多种必需物质，包括氨基葡聚糖和胶原。氨基葡聚糖主要包括透明质酸酶、4-硫酸软骨素、硫酸软骨素 B 和硫酸肝素等，形成基质，在胶原纤维的沉积和聚集中起重要作用。

在成纤维细胞增殖期，胶原不断产生，其水平不断升高，最后达到胶原的合成与降解相对平衡的稳定状态。创面中胶原量的不断增加与逐渐增强的创面抗张强度相关联。

纤维形成的同时新生血管也相应地伴生形成。新生的毛细血管为创面的成纤维细胞等带来养分，这是瘢痕形成的基础。如果血管生成发生障碍，成纤维细胞的迁移将停止，愈合过程也将停顿。

当新鲜的肉芽在成纤维细胞的作用下开始形成时，表皮细胞开始从创面的边缘或创面残存的毛囊及汗腺处向创面迁移、增生和分化。边缘的整层皮肤及皮下组织向中心移动,迁移的表皮细胞增生并覆盖创面,最终与基底膜相连接。于是创面迅速缩小,直到 14 d 左右停止。表皮细胞的移动只能在皮肤组织上进行,并且需要一个湿润的环境。

2.2.3.3 成熟期

当创面被覆盖上一层新的表皮细胞后,创面的流血、流脓现象已经停止,创面的愈合进入重塑阶段。这时,创面中的胶原纤维开始重组,皮肤的强度得以慢慢地提高。由于不同创面的形成过程及性质不同,其愈合过程也有所不同。以烧伤为例,不同烧伤深度的创面修复各有其特点。浅二度烧伤只涉及表皮的损伤,创面愈合是表皮层修复,不涉及结缔组织的形成和创面的重新塑造,修复的基本过程主要依靠上皮细胞增殖、分化和迁移。由于这类创面的流血、流脓很少,只需要覆盖一层有透气性的薄膜即可以达到保护创面的作用。深二度烧伤创面的组织缺损除表皮外还有相当深度的真皮缺损,修复的基本过程除依靠残留皮肤的上皮细胞增殖、分化、迁移外,尚有血管内皮细胞和成纤维细胞增殖、结缔组织的形成以及创面重塑。三度烧伤创面为全层皮肤缺损,修复的基本过程为血管内皮细胞和成纤维细胞增殖、结缔组织形成,最后为创面重塑。由于缺乏残留的皮肤附属器,表皮层的修复除小范围的全层皮肤缺损可凭借创缘上皮增殖、分化并在肉芽组织上迁移而完成修复外,范围较大的全层皮肤缺损且超过创缘上皮扩展能力的,往往不能自愈,需要通过植皮等方法才能使创面愈合。

2.2.4 各类创面的特点

创面是人体皮肤及皮下组织发生缺损后形成的。由于致伤原因多种多样,损伤部位又可能在人体的任意部位,因此,不同创面在大小、形状、深度、部位、渗出多少、微生物感染情况等方面具有的不同特点,这些不同特点也决定了不同创面在治疗护理及敷料选择方面的不同。

2.2.4.1 物理性状特点

(1)浅表创面　这一类创面主要涉及皮肤表面的损伤，出血、渗出较少，无功能障碍，愈后瘢痕较轻。

(2)深度创面　深度创面累及皮下组织、肌肉，甚至骨组织，常累及重要的血管、神经等，多出现一定程度的功能障碍，愈合后瘢痕明显。

(3)洞穴型创面　面积较小，累及深部组织，部分人体组织出现感染坏死，往往为慢性创面，不易愈合。

(4)大面积创面　多为各种致伤原因导致的烧伤后创面，可累及皮肤、皮下组织至深筋膜，创面渗出较多，易导致人体代谢功能紊乱，不能主动愈合，愈后瘢痕显著，易出现功能障碍。

2.2.4.2 病理生理性状特点

(1)干燥创面　位置表浅或位于肢体末端，渗出量少或无渗出。

(2)潮湿创面　多数急性创面属于潮湿创面，有一定的出血及渗出，可正常愈合。

(3)高渗出创面　多种原因导致的渗血、渗液较多的创面，不易愈合。

(4)臭味创面　多为伴有严重微生物感染的创面。

(5)特殊部位创面　创面位于人体不易包扎部位，如颈部、会阴区创面。

2.2.4.3 微生物特点

(1)无菌创面　基本无菌的创面，如大部分体表手术后创面。

(2)有菌创面　创面部位无法做到基本无菌，但在正确治疗护理下可正常愈合。

(3)感染创面　创面上微生物活跃，阻碍创面愈合。

(4)传染创面　创面处细菌等数量多，且有可能向周围环境散布细菌造成传染的创面。

2.2.4.4 创面颜色特征

Cuzzell 提出，临床医生必须准确评估创面愈合的进展，并确定适当的疗法以加速创面愈合。对评估和指导干预的最实用方法可能是创面的红黄黑分类系统,也即创面颜色评估法。创面颜色特征也可以说明创面所处愈合阶段并对护理进行指导。按颜色区分,创面可分为黑色、黄色、红色、粉红色、绿色等。其特点如下。

(1)黑色创面　干燥型创面,由于全层皮肤坏死,创面上通常覆盖着一层厚而干燥的痂皮,此时创面存在坏死组织,无愈合倾向,渗出液很少。创面也可能呈黑棕色、棕褐色。需要进行创面处理,清除坏死组织,并使用湿润敷料覆盖,以促进创面愈合。

(2)黄色创面　潮湿创面,多处于感染状态下,或创面含有纤维蛋白的腐痂,不易愈合,并有利于细菌增殖。颜色从黄色到白色、灰色。此类创面应进行清创并控制感染,在保持创面一定湿度的前提下,应选用能够充分控制渗出液的敷料。

(3)红色创面　创面为鲜红色的,处于愈合阶段,红色为肉芽组织颜色。创面处理应有利于生长因子的释放及刺激毛细血管新生等,以利于进一步愈合。

(4)粉红色创面　已经上皮化的创面,创面表层被粉红色上皮细胞覆盖,创面基本愈合。此时可使用保湿敷料,以利于创面在湿润环境中加速上皮的爬行等。

(5)绿色创面　为受感染的创面,可伴有较重的气味及较多渗出,需进行清创及抗感染治疗。

2.2.5 影响创面愈合的因素

创面从形成到完全愈合是一个复杂的病理生理过程,这一过程受到众多因素的影响。这些因素可大致分为两个方面,即患者自身身体素质及创面所处的外环境。

患者的身体素质是决定创面愈合的内因。一个年轻健康的人身上的创面愈合往往比年老的、营养状况不良的患者快。患者的医疗状况和病症对创面的愈合有很重要的影响,比如糖尿病患者的炎症反应慢,他们身上的创面更容易受到感染。

患者的营养状况对创面的愈合也有很重要的影响。在创面的愈合过程中，炎症反应和皮肤组织的修复需要消耗大量的能量，患者需要合理的饮食为身体补充各种营养成分，包括足够的蛋白质、糖类以及多种维生素、微量元素。在创面的愈合过程中，过度疼痛可以影响创面血管组织的重建，并且可以减少皮肤组织的氧气供应。为了加快创面愈合速度，创面护理中也应该包括控制疼痛或镇痛治疗。

影响创面愈合的外因是创面所处的外环境。例如，创面受到较强的机械张力后，创面处的微血管将受到压迫，影响营养成分和氧气通过循环进入创面，可引发创面组织的进一步破坏。长时间卧床的患者特别容易发生压疮等溃疡型创面。创痂对创面的愈合也有不利的影响。创痂一般是一种干硬的、覆盖在创面上的坏死组织。它影响二氧化碳从创面上的挥发以及氧气的进入，对创面正常的代谢功能有很大的影响。因此，往往通过削痂术等主动治疗及护理去除创面上的干痂。温度也是直接影响创面愈合的因素。1979 年，Lock 证实了保持创面局部温度接近或恒定在正常的 37 ℃时，细胞的有丝分裂速度增加 108%。创面上的各种细胞和酶在体温下的活性最高。如果创面的温度低于体温 2 ℃以上，则细胞和酶的活性有很大的下降。

另一个影响创面愈合的外在因素是创面的湿润情况。与愈合有关的细胞、酶及生长因子不能在干燥的条件下发挥作用。由于日晒、敷贴干燥的敷料等因素使创面过分干燥，会直接影响创面的愈合活性。创面上新生的肉芽组织在干燥情况下更为脆弱。如果在干燥的情况下剥离敷料，新鲜的肉芽组织很容易被破坏，使创面重新进入炎症反应阶段。当创面处于一种潮湿的环境中时，细胞、酶及生长因子的活性得到加强，使肉芽组织的增生加快，促进了创面的愈合。

临床感染对创面的愈合也有很大的影响。感染可以增加创面的疼痛，并且使创面形成大量的脓性渗出。临床上，如果创面出现感染症状，护理人员应该通过微生物测试正确认定造成感染的细菌种类，并采取相应的抗菌措施。

2.3 创面湿性愈合理论及应用

2.3.1 创面湿性愈合理论的产生和发展

早在4 000年以前，当时的人们已经认识到对受伤后的创面进行覆盖，能够取得较暴露创面更好的愈合效果。但这时的创面覆盖物多为天然的植物等物质。随后的很长一段时间内，人们逐渐用织物代替了直接取材的自然物质对创面进行覆盖，但并没有形成真正意义上的创面愈合理论。直到19世纪60年代，灭菌纱布敷料的出现，才开创了现代意义上创面敷料应用的先河。灭菌后的棉纱布敷料可以很好地阻隔空气中的细菌等微生物对创面的侵袭。而一旦纱布浸渍后，其对创面的隔离保护作用则大大降低。西方医学的鼻祖希波克拉底认为，创面应该保持干燥、清洁。这一原则在几千年里被人们深信不疑，保持创面干燥、透气有利于愈合的理念深入人心。直到20世纪中期，一系列有关创面愈合的实验研究才开始改变这一观点。首先，Odland发现水疱保持完整的患者，创面愈合速度较水疱破损的患者要快。1962年，英国动物生理学家Winter以小型猪为模型进行实验，结果发现聚乙烯膜覆盖保护的创面，愈合时间较暴露创面节省50%。1963年，Hinman和Maibach进行了人体试验，进一步证实湿润创面比干燥创面愈合速度更快。1972年，Rovee通过实验表明，干净、没有结痂的湿润创面，其上皮细胞移行增生的速度快，创面的愈合加速。自此，“湿润创面促进愈合”的观念开始被广泛接受。Turner在1990年再次证实创面的湿润环境能迅速地缩小创面，促进创面再上皮化。

经过40多年研究与临床实践，创面湿性愈合理论为欧美医疗界所接受，2000年8月，美国食品和药品监督管理局(U. S. Food and Drug Administration, USFDA)在颁布的行业指南中指出，保持创面湿润环境是标准的创面处理方法。

现代创面湿性愈合理论认为：利用创面敷料，使创面密闭或半密闭，保持创面局部处于“低氧、微酸、适度湿润”的环境，可加速创面细胞的生长及移行速度，提高创面各种生长因子的活性，加速创面愈合，同时防止痂皮的形成。

2.3.2 创面湿性愈合的原理

按照干性愈合理论，创面愈合需要空气中的氧气，以及干燥的环境，创面保持开放以促进创面干燥及结痂。在这样的情况下，创面局部脱水、结痂，不利于新生上皮细胞的生长及爬行，阻碍了创面再上皮化，生长因子等活性物质丢失，敷料与创面新生肉芽组织发生粘连，更换敷料易引起新的损伤并引发患者疼痛。频繁更换敷料也使创面温度下降，导致创面生物酶等活性下降，细胞分裂增殖速度降低，还会增加创面感染的机会。创面湿性愈合原理如下。

(1) 有利于坏死组织的溶解　湿性环境下，坏死组织被水化而释放纤溶酶及其他的蛋白溶解酶，这些酶类可以溶解坏死及失活组织，发挥酶学清创作用。此外，蛋白降解产物和纤维蛋白降解产物也是各种免疫细胞的趋化因子，能吸引免疫细胞从循环中进入创面，加速清创过程。有研究表明，在压疮创面，小血管周围可形成纤维鞘，不利于血液与组织液间的物质交换，此时，纤溶酶可起到溶解纤维鞘的作用，使组织与血液间的营养交换恢复正常。

(2) 降低感染的机会　创面湿性愈合敷料较传统敷料来说，对微生物有更好的屏障作用。有临床应用表明，使用创面湿性愈合敷料的创面感染率约为2.6%，而干性环境下感染率为7.1%。

(3) 维持创面低氧环境　创面在密闭或半密闭环境下，局部微环境常形成低氧张力。研究表明，这种低氧环境下，成纤维细胞生长速度最快，并可刺激巨噬细胞释放多种生长因子，从而加快创面修复。

(4) 促进细胞增殖、分化及移行　在湿润环境下，充足水分保证了细胞生长及保持活性的需要，并利于细胞向周围移行。同时，各类生长因子保持活性也需要相对湿润的环境，这也进一步促进了细胞的增殖分化。

（5）保留了渗出液中的各类活性物质并促进活性物质的释放

创面渗出液中含有多种生长因子，在密闭的湿润环境下，这些生长因子得以保存并发挥其生物活性。

创面湿性愈合可以防止创面出现干痂，并减轻创面与敷料的黏合，从而有利于创面上皮的爬行，并且大大减少了因更换敷料等造成的创面二次损伤的问题，同时减轻了更换敷料带来的疼痛等副作用，间接促进了创面的愈合。

创面在封闭并且低氧的湿润环境中，其表面的 pH 值明显低于纱布覆盖下的普通干燥创面的 pH 值。这样的微酸环境也是抑制微生物生长，同时促进成纤维细胞的增殖及血管新生的原因之一。

2.3.3　创面湿性愈合理论与先进敷料的应用

创面湿性愈合理论指导实践的关键在于，通过何种手段能够保证创面的局部微环境始终维持湿润、密闭并且低氧的状态。某些创面表面的水疱可以较好地保持创面的湿润环境，水疱液也可以保持其中的生长因子等活性物质的活性，但水疱本身易破，不足以保证创面处于良好的创面湿性愈合环境，而传统的纱布敷料则仅能满足创面干性愈合的要求。随着对湿性愈合理论研究的深入，以及新技术、新材料的不断涌现，符合创面湿性愈合理论的各类新型先进敷料得以问世，并不断升级完善。

各种先进敷料与传统纱布类敷料相比的最大优势在于，根据创面湿性愈合的指导思想，这些敷料使创面由半开放状态转变为半密闭或密闭状态，并且使创面微环境维持在较良好的状态下，从而使创面的湿性愈合成为可能。先进敷料可以明显促进创面的愈合并改善患者的生活质量和预后。具体表现为加速创面肉芽形成及上皮化，抑制创面微生物的繁殖和创面感染等。

对各类先进敷料进行总结，其优越性包括：①保持创面处于适宜的湿度；②保持创面处于接近于体温的温度；③具有较好的水蒸气和气体透过能力，改善创面气体交换；④控制及调节创面不良渗出;⑤隔绝外界微生物及粉尘等有害物质,防止对创面造成污染。

2.4 先进敷料在创面愈合过程中的选择及应用

对于线性手术创面或较清洁的切割创面等组织缺损少、层次对合良好、污染物少的创面来说,通过缝合或拉力胶带粘贴的方式,即可较好地将创面封闭起来,在随后的 7 ~ 14 d 内,创面就可以初步愈合。而对于那些创面宽大、皮肤及皮下组织缺损较多、污染较重的创面,则需要等待肉芽组织填满创面,组织重新上皮化。在对创面进行护理的过程中,使用敷料对创面进行覆盖保护是必不可少的环节。尽管传统的纱布敷料仍在大量使用,但是多种具有不同特点的先进敷料正在得到越来越广泛的使用。这些先进敷料作用原理及材质构成不尽相同。用于先进敷料的材料包括海藻酸盐、甲壳素、淀粉等天然材质以及聚氨酯、聚己内酯等合成高分子材料。这些材质既可以单独制作成敷料,也可以将不同材质进行合理的复合,制成如薄膜、泡沫、颗粒、水胶体等复合型先进敷料。由于不同类型创面及创面愈合不同时期的特点各不相同,针对不同情况,这些敷料可以发挥诸如保持创面湿润、吸收不良渗出液、控制感染及不良气味,减轻疼痛等多种功能。应尽可能选择最为适宜的敷料种类进行有针对性的创面护理。

2.4.1 创面护理中敷料的作用

在对创面进行治疗及护理的工作中,敷料的应用是重要的一环。由于先进敷料不断出现,可供医务人员选择的种类越来越多。由于创面的愈合是一个复杂的病理生理过程,在这一过程中的不同阶段,影响愈合的重点问题往往不断变化。效果良好的创面治疗及护理过程,需要对创面愈合所处阶段进行准确的判断,并深刻理解所处阶段愈合过程的关键问题。相应的,还应对各种不同材质敷料的性能有较好的了解。只有当这两方面因素得到综合考量后,创面护理才能得到令人满意的预期效果。

此外，创面治疗中存在的伦理学及人文关怀因素也是敷料选择及使用的重要依据。在绝大多数情况下，敷料的使用是为了更好地促进创面的愈合。但是在另一些情况下，创面敷料使用的目的则不单单是创面愈合的速度和质量。对一些已经进行姑息性治疗的患者来说，能否使创面愈合以及愈合后的美观等问题并不重要，重要的是能够减轻创面给患者带来的痛苦，使患者的生存质量得到提高。同样的，对一些大面积创面的患者来说，较快的、无功能障碍的愈合并不能实现。对上述两类患者来说，去除或控制创面异味、减轻疼痛是创面护理使用敷料时应重点解决的临床问题之一。因此，应在满足其他治疗性要求的前提下，选择能够吸收异味的、更换时不易发生粘连的敷料。

有些治疗过程较长的创面患者，需要进行其他日常活动，这时，使用能够控制创面渗出而又不影响肢体活动的敷料则显得极为重要，使患者可以融入正常生活而不会由于创面的渗出、敷料脱落等问题带来不便。如果创面发生感染，那么就有必要使用具有抗菌性能的敷料。具有抗菌性能的医用敷料可以起到辅助的抗菌作用。有些创面由于影响了身体的美观，会给患者带来一定的心理压力。在这样的情况下，敷料可以被用来隐藏身体的形态变化。

2.4.2 不同类型创面先进敷料的选择

2.4.2.1 干燥性创面

干燥性创面，由于表面组织脱水，表层组织很快干燥并收缩，随后失活的组织形成痂皮。痂皮质地坚硬而致密，不利于创面组织与外界进行气体交换等。正常生理情况下，痂皮在适宜的条件下会和健康组织分离，这是机体自我修复所产生的自动脱痂作用。当创面暴露于干燥空气中时，由于创面水分的丢失，自动脱痂过程受阻，会延长创面愈合时间。对于这样带有痂皮的干燥创面，一个主要的治疗措施是将有碍创面组织进一步愈合的表层痂皮等失活组织从创面上祛除，以恢复创面的湿润环境。使用密闭性能良好的薄膜类敷料或者泡沫类敷料覆盖干燥性创面，可以避免创面的水分进一步丢失，而使用水凝胶类敷料则更为有效。如以羧甲基纤维素钠、改性淀粉或海藻酸钠等制成的水胶体类敷料，这些产品都含有亲水高分子并结合一定量的水分。实际应用中，水凝胶体被放置在创面的第一层，上面覆盖第二层阻止水分蒸发的透气薄膜敷料。对于干燥性创面来说，由于水凝胶体不透气，组织中的水分不流失，胶体中的水可以从水凝胶上被释放到坏死的皮肤组织上，使它重新湿润并能很容易地被去除。这些敷料都可以促进痂皮从创面脱落，从而促进创面的愈合。

2.4.2.2 潮湿性创面

常见的压疮等皮肤溃疡性创面，创面表层一般都带有一层脓性物质，这层分泌物通常是由脱落的细胞、细菌以及蛋白质等组成的混合物。这层分泌物可聚集于创面上，并成为潜在的细菌等微生物培养基，不利于创面的进一步修复。因而在护理这类创面时，应首先将创面上的脓性物质去除。具有高吸湿特性的海藻酸钙敷料和水胶体类敷料等可以将这类潮湿性创面上的脓血等流体吸去，并且在吸湿后形成一个湿润的愈合环境。

2.4.2.3 肉芽增生性创面

潮湿性创面进一步愈合后，由于健康的细胞向创面迁移和繁殖，新生的皮肤组织渐渐形成，新生毛细血管网络开始建立，创面开始出现新鲜肉芽组织。进入这个阶段后，创面的渗出液开始减少，不再需要吸湿性强的敷料。而保持创面持续湿润、防止创面感染、维持创面与外界的气体交换、维持创面温度等仍是这一阶段先进敷料所要承担的重要作用。肉芽组织是由胶原纤维和蛋白质、多糖、盐以及胶体形成的一种复合物。它是一个包含着胶原纤维网络的胶体状的物质，这个胶体状物质里面的毛细血管网络使组织整体呈现红色。但肉芽增生性创面在大小、形状以及创面所渗出的液体等方面有很大的变化。正因为如此，这一阶段的敷料选用需根据情况灵活选择。有些肉芽增生性创面由于组织损失过多而很深，呈洞穴状的形态。传统上洞穴型的创面经常用浸在生理盐水或次氯酸钠水溶液中的纱布来充填，现在它们经常用由海藻酸盐纤维制成的条状敷料来治疗。而由海藻酸盐纤维制成的片状敷料经常被用在像腿部溃疡那样表浅、有大量渗出液的创面上。如果渗出液不是很多，那么用水胶体类敷料比较理想。其他可用于有大量渗出液的慢性创面的敷料还有各种聚氨酯泡沫材料。由于细菌的感染，有些慢性创面会产生令人不愉快的臭味，含有抗菌材料的敷料可用在这样的创面上控制细菌的感染，含有活性炭的敷料则可用来控制创面上的臭味。

2.4.2.4 上皮化创面

进入上皮化阶段的创面，已经基本完成修复。创面表面开始被一层新的上皮细胞所覆盖。此时创面已类似于正常皮肤的层次，不会产生较多渗出液，但仍需要进一步的组织重塑。此外，对于烧伤或植皮创面来说，渗出液也会造成一定的问题，可以采用水胶体类敷料。这类敷料可以缩短植皮创面的愈合时间。这一阶段，敷料更重要的是起到为新生上皮等组织提供物理屏障的作用，同时应具有较好的气体交换性能。由于这时新形成的表皮很容易被损伤，所以覆盖在创面上的敷料应具有的另一个重要的特性是易于与创面分离，以避免更换敷料等引起的二次损伤。在这一阶段，一些渗出液很少的平面创面可以用水胶体敷料或半透气的薄膜来处理。这些薄膜可减少摩擦给患者带来的损伤。其他用在上皮化阶段的敷料还有多孔塑料薄膜等。

2.4.2.5 感染性创面

被感染的创面往往产生很多的渗出液和不良气味。对感染创面来说，覆盖在创面上的敷料应能够吸收渗出液体、控制气味以及控制细菌的繁殖。含有活性炭的敷料可以吸收恶臭味，而在敷料中加入抗菌物质的载药敷料如银离子敷料可以帮助控制细菌的生长繁殖。

2.4.3 选用创面敷料应考虑的因素

由于创面本身的复杂性以及其愈合过程的复杂性，使得没有一种万能的创面敷料可以完全适用于所有类型的创面，而且也很少有一种敷料可以完全适用于同一个创面愈合过程中的所有阶段。因此，如何适当地应用敷料以促进创面的愈合，在很大程度上取决于对具体创面类型及所处愈合阶段的准确把握以及对各种功能性敷料性能的了解，在此基础上才能灵活地选择合适的敷料。如果没有对各种影响因素做出仔细的考量，在敷料的选择上缺乏科学根据，往往造成治疗效果不佳或无效，同时也会导致宝贵医疗资源的浪费。

对于先进的功能性敷料来说，其舒适性、形状规格、黏附能力、操作简便性、吸湿止血抗菌等功能性，以及储存保管的便捷性，等等，都是在使用时应重点考虑的因素。而对于患者来说，创面部位、基础营养情况、日常活动能力、敷料材质的致敏性以及敷料的价格等因素，也是敷料应用过程中必须考虑的。

（赵雨千　卫克文）

3 先进敷料有关技术介绍

区别于传统的通过纺织制成的棉纤维敷料，先进敷料是一大类具有促愈合功能的新型敷料。这类敷料取材范围广泛，种类繁多，功能不尽相同。应用于先进敷料研发及使用的材质来源非常广泛，既可以来源于各类天然存在的物质，也可以通过人工合成得到。此外，将不同促愈功能的物质进行复合后也可得到功能性的医用敷料。所有这些先进敷料的研发均得益于不断进步的各类新技术和新工艺。这些先进技术涉及医疗、材料、纺织、生物、机械、电子、生物工程等多个领域。对这些技术的了解有助于先进敷料研发领域的进一步发展。

3.1 先进敷料相关技术概况

传统敷料材质单一，绝大多数为棉纤维等天然植物纤维，这些天然纤维受其自然属性限制，无法满足创面湿性愈合相关需求。此外，传统敷料制造技术也是常见的纺织技术，敷料结构简单，无功能性结构。而先进敷料品类繁多，其材质来源五花八门，制造技术也涵盖材料学、生物化学、纳米技术等。这些技术有些可以保持原料本身的理化特性或生物活性，有些可以构建功能性纤维结构，使制备的先进敷料具有良好的促愈特性。这些技术可大致划分为如下几部分。

3.1.1 纤维改性技术

改性纤维，又称变性纤维，通常是指借助化学或者物理的方法使常规品种的纤维的某些特性得到改变，从而派生出一系列具有新特性的新纤维品种。其涉及的纤维特性包括吸湿性、热稳定性、抗静电性等一般特性，以及止血、抗菌、除臭等促愈特性。各种纤维均可以进行改性，如常见的棉纤维、纤维素、各类高分子合成纤维等。常见的改性方法包括化学改性、物理改性、生物改性等几大类，其原理是通过各种手段将新的确定性功能基团引入原有的纤维中，使原有纤维获得新的功能特性。

常见的化学改性方法包括接枝和嵌段共聚改性、化学反应改性、交联改性、表面化学处理改性等。

常见的物理改性方法包括等离子体改性、高能射线改性、电晕处理、共混改性、超声波改性、紫外线照射改性、超临界二氧化碳技术等。

生物改性方法包括植物纤维去杂质及天然蚕丝的脱胶、生物酶退浆、生物抛光、改善聚合物表面的物理结构、改变聚合物的性质、微生物法改性等。

由于纤维改性的方法众多，应根据每种纤维化学结构及特性的不同，以及需要添加的功能基团的不同，选择相适应的改性方法。

通过改性可以大大提高天然以及合成类纤维的使用性能。例如甲壳胺是一种具有特殊聚阳离子特性的天然高分子，其抑菌、促愈等性能在功能性医用敷料中有很高的应用价值。用氯乙酸、环氧乙烷、环氧丙烷等对甲壳胺进行化学改性后制备的羧甲基、羟乙基、羟丙基甲壳胺等改性产物是甲壳胺的水溶性衍生物，在与海藻酸钠共混后能制备具有很高吸湿性能的共混纤维材料，可应用于医用敷料的生产。

对于合成高分子来说，对其单体进行调节能够获得不同的纤维结构及性能，因此共聚改性是这类纤维的重要改性手段。对羟基乙酸、乳酸等聚合过程中单体比例的调节可以有效控制共聚产物的亲水或疏水性、熔融温度、生物降解速度等综合性能，可以根据临床需要开发适合皮肤移植等用途的共聚物。在单体、支链、主链侧基的功能化改性过程中加入具有抗菌性能的化学基团后可以赋予高分子材料抗菌性能。

3.1.2 纤维成型技术

先进敷料的材质来源多样,多数材质并不直接具备纤维结构,不适宜用纺织技术进行敷料的纺织。而通过机械力、热黏等物理技术,或者湿法、熔融、静电纺丝等化学纤维制备技术,则可以把各种天然或人工合成的材料加工成具有一定强度和延伸性的纤维材料,并通过纺织工艺进一步加工成医用敷料。通过对加工条件的控制可以制备具有特殊结构、理化性能和力学特性的纤维材料,使其具有应用过程中所需要的粗细度、形态结构、纯度、无菌性、吸湿性、蓬松性、舒适性等特性,达到止血、缓解疼痛、保暖、透气、低黏、无过敏、无刺激等医用纺织材料所具备的功效。

熔体纺丝法包括纺黏法、熔喷法以及两者的复合法。纺黏法得以迅速发展的重要原因是它以合成聚合物为原料,在聚合物纺丝过程中连续长丝,经喷丝、成网后直接黏合而制成非织造布,制造方法非常简捷,与干法非织造布加工技术相比,省去了一系列烦琐的中间过程。其次,由于纺黏法非织造布大量使用聚丙烯作为主要原料,其在价格、加工过程、生产成本等方面都占据许多优势。

静电纺丝技术:静电纺丝这一概念是在 20 世纪 90 年代提出的。80 多年前,Formalas 就申报了一系列专利,研究发明了一种通过挤压并使用静电力来生产聚合物纤维的实验装置。随着纳米技术的发展,能够连续制备纳米纤维的静电纺丝技术因其易用性及实用性,又引起了人们的重视,并被大量研究和报道。静电纺丝是目前能够制备直径低至几个纳米的连续纤维的唯一方法。这种方法可应用于合成天然聚合物,聚合物合金及载有发色团、纳米粒子或者活性剂的聚合物,也可应用于金属和陶瓷纳米纤维的制备。利用特殊的静电纺丝法,可以生产出具有复杂结构的纤维,例如皮芯纤维或者中空纤维。另外,也有可能制备出从单纤维到纤维有序排列的结构。其可以通过溶剂的挥发制备纳米级纤维材料。以水为溶剂可以制备聚氧化乙烯、聚乙烯醇等水溶性纤维,以有机溶剂可以制备聚乳酸、聚酰胺等超细纤维材料。

3.1.3 织物结构功能化技术

为了使先进敷料具有更好的促愈合功能,往往要求敷料具备复合功能。除了使用具有功能性的原料,还可以通过控制医用敷料成型过程,制作功能化结构的纤维,使各种材料按照要求的配比、形状、纤维取向等制成所需敷料,能够在较小的体积下使敷料的促愈合功能最大化,从而满足医疗护理应用的要求。

对纺织材料进行涂层等表面处理可以有效改变其表面性能。例如,用甲壳胺对非织造布进行处理,形成的复合结构材料可以起到抑菌作用。通过电镀、等离子体喷雾等方法在织物表面负载一层金属银可以制备具有抗菌性能的医用敷料应用于烧伤创面的护理。

利用纳米技术、3D 成型技术、静电纺丝技术等,可以按照人们的要求制造精细化、复杂微观构造、立体结构的纤维制品,不但能够获得透气性、吸湿性等常见功能纤维特性,还可以进一步实现药物控释、促进活细胞移行等复杂功能。通过负载辅助记录和传输信号的微电子智能材料,还可以对创面的各种生理生化指标实施动态监测,从而使敷料具备数据采集、传输等智能化功能。Farooqui 等研发了一种低成本喷墨打印智能绷带,将传感器打印于常规标准绷带上,并附有可回收电极作为供电系统,该绷带可以实时监测创面的出血状况、pH 值以及外部压力变化,并且可以将监测到的数据无线发送给附近的医务人员,为伤者的安全提供了保障。Mostafalu 等研发出一种带有氧气传感器的柔韧智能绷带,可在慢性创面的治疗过程中实时监测氧气的浓度,从而可以减少慢性创面治疗过程中因缺氧而带来的组织缺损等危害。Chen 研发出一种配备蓝牙装置的臂带式绷带,可以实时监控佩戴者的身体健康状况。

3.2 先进敷料实用技术介绍

3.2.1 非织造布技术及应用

与传统纺织工艺不同，非织造布工艺是一种不需要纺纱织布而形成织物的技术，只是将纺织短纤维或者长丝进行定向或随机排列，形成纤网结构，然后采用机械、热黏或化学等方法加固而成织物。它直接利用高聚物切片、短纤维或长丝，通过各种纤网成形方法和固结技术形成柔软、透气和具有平面结构的新型纤维制品。

我国国家标准 GB/T 5709—1997《纺织品 非织造布 术语》对非织造布的定义是：定向或随机排列的纤维，通过摩擦、抱合或黏合，或者这些方法的组合而相互结合制成的片状物、纤网或絮垫，不包括纸、机织物、针织物、簇绒织物以及湿法缩绒的毡制品。简单地讲，它不是由一根一根的纱线交织、编结在一起的，而是将纤维直接通过物理的方法黏合在一起的。非织造布突破了传统的纺织原理，并具有工艺流程短、生产速度快、产量高、成本低、用途广、原料来源多等特点。

目前与敷料制造相关的非织造布技术常用的有水刺非织造布技术、针刺非织造布技术、热轧非织造布技术等。

水刺是一种常见的、重要的非织造布加工工艺。其利用微细的高压水流穿透纤网，使原本松散、强力低下的纤网中的纤维移动并相互缠绕，形成具有一定强力和形状的水刺非织造布，其产品被广泛应用于医用敷料等。水刺非织造布的优点包括：无化学试剂、无环境污染、不掉屑、不含杂质、吸湿、柔软、强力高等。

针刺是制造干法无纺布的一种加工技术。刺针有钩刺，将纤维网反复穿刺，加固成布，钩带纤维加固，形成针刺无纺布，无纺布没有经线、纬线之分，成布纤维杂乱，经向、纬向性能差别不大。用这种加工方法制作的纯棉医用敷料较传统纯棉敷料来说，吸液倍率高、手感柔软、透气性能好、拉伸强力大。针刺还可以对多种高分子纤维进行加工而不影响高分子材质的活性。

非织造布敷料相对于机织敷料和针织敷料，制造成本更低，并具备更好的吸湿性、扩散性、透湿性等。以壳聚糖为原料的医用非织造敷料主要采用水刺法和静电纺丝法制备。以水刺法制得的医用敷料既具有壳聚糖良好的生物相容性、吸湿保湿性、广谱抗菌性以及抗肿瘤、镇痛止血、抑制结痂等功能，又具有柔软舒适、吸湿透气、与创面结合性好的特点；利用静电纺丝技术将壳聚糖与其他物质结合后的纤维也可以制备出综合性能优越的医用敷料，也是近几年来研发的重点之一。Tan 等将壳聚糖、明胶和形状记忆聚氨酯混合后，通过静电纺丝技术制备出一种具有形状记忆效应以及良好水蒸气透过率、优异表面润湿性、抗菌止血性能的新型敷料。海藻酸盐纤维由于具有高吸湿成胶性、整体易去除性、高透氧性以及良好的生物相容性和生物降解可吸收性等被广泛应用于医用敷料的生产。东华大学采用多层复合技术，通过针刺或水刺方法将海藻酸盐纤网与其他低成本纤维制得的纤网复合，制备了功能性海藻酸盐复合医用敷料，既降低了生产成本，也充分发挥了海藻酸盐的优异性能。

3.2.2 压敏胶技术及应用

压敏胶（pressure sensitive adhesive，PSA）是指黏结过程对压力敏感的胶黏剂，使用过程中采用指腹压力即可黏结被黏结物表面。压敏胶对基材的黏结作用主要通过压敏胶与基材间的范德华力来实现的。范德华力是一种短程力，其作用力随距离的 6 次方快速衰减。要获得高强度的胶接界面，在界面处要能建立分子级的紧密接触，分子间距一般应小于 0.5 nm。固体表面通常无法达到 1 nm 级别的平整，在胶黏过程中，几乎所有基材都应视为粗糙表面，而压敏胶的润湿和铺展，起填平峰谷的作用，使两个被黏结物表面通过胶黏剂而增大接触面积，并达到产生分子作用力所需要的 0.5 nm 以下的近程距离。例如医用聚氨酯胶黏剂（polyurethane adhesive）作为重要的医用材料之一，被广泛地应用于先进敷料当中，具有反应活性高、常温能固化等优异的性能。聚氨酯与被黏结物体之间产生的氢键作用会使高分子内聚力增加，使黏结更加牢固。另一方面，由于聚氨酯胶黏剂中含有的氨基甲酸酯键与氨基酸的结构相似，故具有良好的生物相容性，无毒，对局部无不良反应。

压敏胶技术是薄膜类敷料（透明敷料）等先进敷料中不可缺少的应用技术。薄膜类敷料一般由聚氨酯半透膜涂覆医用压敏胶构成。作为一种新型医用敷料，与传统纱布敷料相比，薄膜类敷料具有许多优点：①增加注射部位的可视性，不必去掉敷料就可观察注射部位；②防水透气，没有危险的外来污染；③减少换敷料次数；④能早期发现并发症；⑤增加患者舒适性。

3.2.3 纤维改性技术及应用

棉纤维等植物纤维作为目前消耗量最多的医用敷料原料，仍然具有极大的不可替代性。以棉纤维为例，其主要成分是纤维素，约占总质量的 94%。由于纤维素的化学结构中富含羟基，具有良好的化学反应活性，在此基础上对其进行化学改性，可以获得功能性纤维，从而获得功能化先进敷料。

纤维素是地球上含量最丰富的有机材料，广泛分布在高等植物中，除此之外还存在于海洋动物、藻类、细菌、真菌及无脊椎动物中。一般认为纤维素分子是由很多葡萄糖苷单元通过 β-糖苷键结合起来的高分子链，这些结构单元不完全位于同一平面上，与葡萄糖苷一样，是由 $C_6H_{10}O_5$ 单体聚合而成的高分子。纤维素链内可形成大量的分子内和分子间氢键。正是因为它们的结构中存在大量的氢键，为其中进行接枝共聚各种不同的功能基团从而赋予独特的化学性能提供了可能。纤维素上的羟基经过氧化、醚化等传统的化学反应后可获得止血、高吸湿等性能。在与酶、肽、多糖、脂类物质反应后可在棉纤维表面产生催化活性及负载活性小分子的功能，经过进一步改性处理后可以得到抗菌、去杂、除臭、促愈等一系列生物活性。

对棉纤维进行氧化改性：含羧基的氧化纤维素是一种具有良好

生物相容性、生物可降解性、无毒性的纤维素衍生物。由于氧化反应破坏了纤维素有序的超分子结构,同时使羟基转化成亲水性更强的羧基,所以氧化纤维素比纤维素具有更好的吸湿及生物可降解性,具有优良的止血功能,可以加工成生物可降解的止血材料。

甲壳素是由虾、蟹、昆虫的外壳及菌类、藻类的细胞壁提炼加工而成的一种天然生物高聚物。壳聚糖是甲壳素经浓碱处理脱去乙酰基的产物。甲壳素及其衍生物作为天然多糖高分子,既有良好的化学、物理、机械性质,又具有很好的生物相容性、可降解性和免疫抗原性小、无毒性等独特的生物医学特性。但是甲壳素分子内、分子间较强的氢键作用,使它不溶于普通溶剂,加工困难,大大地限制了它的工业应用。通过适当的化学改性,把这些多糖高分子接枝到棉纤维上后,利用纤维表面负载的活性多糖可以起到止血、抗菌、吸附蛋白酶等作用,可以有效提高纤维的应用价值。研究结果显示,把多糖与棉纤维素结合后得到的复合材料具有降低弹性蛋白酶的功能。在创面的愈合过程中,中性粒细胞产生的弹性蛋白酶能水解弹性蛋白,因此影响了新鲜皮肤组织的生成。通过亲电性多糖对弹性蛋白酶的抑制作用可以避免弹性蛋白的水解,促进创面的愈合。Shin 等研究了用甲壳胺接枝棉纤维后得到的改性纤维的抗菌性能,结果显示,分子量在 100 000 ~ 210 000 的甲壳胺以质量分数0.5%处理棉纤维后可以有效抑制金黄色葡萄球菌的增殖。甲壳胺也具有良好的止血性能,研究结果显示,质量分数为 1% ~4% 的甲壳胺处理棉纱布可以有效抑制血液在纱布上的扩散,说明负载甲壳胺的棉纤维具有凝固血液的功能。

研究结果表明,以酯键连接的纤维素与肽复合物具有靶向释放活性肽的功能。近年来,以纺织材料负载肽的技术在创面护理领域中得到应用,通过制备含层粘连蛋白和弹性蛋白的医用敷料用于创面的护理。由于中性粒细胞中的弹性蛋白酶及金属硫蛋白酶等蛋白酶对慢性创面愈合过程中的生长因子和结缔组织蛋白质有较大的破坏作用,通过吸附蛋白酶可有效提高创面的愈合速度。研究结果显示,在棉纤维上接枝小分子量的肽链对中性粒细胞弹性蛋白酶具有吸附作用,因此可以减少其对创面愈合的破坏作用。缬氨酸-脯氨酸-缬氨酸组成的链段对弹性蛋白酶具有识别功能,在促进慢性创面愈合的过程中发挥重要作用。

3.2.4 静电纺丝技术与纳米技术及应用

静电纺丝技术(electrospinning technology)是制造新型纤维诸多技术中的一种。静电纺丝技术一般简称“电纺”或“静电纺”等。早在1934年,美国人Formhals发明了一种利用高压静电斥力制备乙酸纤维素纤维的装置并申请了专利,这被公认为静电纺丝技术制备纳米纤维的先河。但由于最初的技术生产效率低下,且受限于当时的材料学等,这一技术并未得到重视,处于停滞状态。直到20世纪90年代,随着纳米科学研究的进步,美国麻省理工的Rutledge和阿克隆大学的Eneker研究小组对静电纺丝工艺和应用展开了深入研究。近些年由于纳米技术的发展,静电纺丝技术也得到迅速发展。

在诸多纤维制造技术中,静电纺丝技术是目前公认的唯一能够制备直径低至几个纳米的连续纤维的方法。而且这种技术适用于各类天然和合成高分子材料、带有金属粒子的复合材质,及载有各种功能基团、纳米粒子或者生物活性基团的高分子材质。利用特殊的静电纺丝法,甚至可以生产出具有复杂结构的纤维,例如皮芯纤维或者中空纤维。另外,也有可能制备出从单纤维到纤维有序排列的结构。因此,通过与纳米技术的结合,静电纺丝技术的应用领域非常广泛,包括光电子器件、传感器技术、催化、过滤以及医学等。

对于先进敷料来说,其促愈功能与原料纤维的功能化密不可分。利用静电纺丝技术生产的各类功能化纤维使先进敷料得到了较大的发展。这些原料纤维可分为天然高分子与人工合成高分子。早期的静电纺丝纤维通常由单一高分子聚合物制备,考虑到自然高分子与合成高分子的各自优缺点,越来越多的研究混合使用不同高分子聚合物,兼顾天然高分子良好的生物相容性与合成高分子其他优秀的物理性能。

应用静电纺丝技术制备的纳米级纤维膜,由于其纳米形态的特点，此种敷料可以在保证敷料透气性的前提下，同时保证创面处适当的水分并保护组织免受机械损伤。Phachamud 和 Phiriyawirut 等优化静电纺丝参数制备聚乙烯醇（polyvinyl alcohol，PVA）静电纺丝纤维膜，受益于纤维直径分布均匀、孔隙率高等特点，PVA 膜的透气性与机械性能均满足创面敷料的要求。徐宏宇等制备聚乳酸-羟基乙酸共聚物［poly（lactic-co-glycolic acid），PLGA］与聚乙烯亚胺（polyethyleneimine，PEI）同轴静电纺丝纤维膜，兼顾了 PLGA 良好的机械性能，又利用 PEI 的吸水性，获得了透气性与保水性均佳的纤维膜。

将天然高分子聚合物与人工合成高分子聚合物联合使用，则能更大程度地发挥原料各自的特性，在具有纳米级形态特征和物理性能的同时，激活细胞反应，促进创面愈合并限制细菌在创面扩散。有 3 种方法可以使天然高分子与合成高分子结合起来。一是混纺，将不同的高分子聚合物同时溶解在一个溶液中，形成单一稳定的溶液进行静电纺丝；二是先将合成高分子静电纺丝成膜后，将天然高分子覆盖在膜上；三是利用同轴静电纺丝技术，将两种不同溶液（即天然高分子与合成高分子溶液）同时通过同轴排列不同内径的喷头静电纺丝成具有核壳结构的复合纳米纤维。虽然多种原料混合制成的敷料可以促进创面愈合，但是目前仍处于实验研发阶段，这是由于大规模制备天然高分子及其衍生物静电纺丝参数不具有可重复性。同时天然高分子聚合物的杂质问题及可能诱导免疫反应，也限制这类创面敷料的应用。

由于静电纺丝技术独有的对纳米级材料的可操作性的特点，未来先进敷料研发的目标是通过主动构建，建立一个具有促进创面愈合的各方面能力的多功能微系统。不但能被动地保护创面，还可以主动地“监控”创面实时状态和细菌数量，并根据创面状态相应调整敷料的实时功能。一些学者已经成功将 pH 值敏感材料混入纤维中或薄膜上。Doussineau 等将纳米传感器用于薄膜，测量不同物种的定量信息（离子、代谢、生物分子）。Vander Werffetal 等制备出根据绷带下组织温度能够改变颜色的绷带，以监控创面愈合过程。尽管有研究表明 pH 值和温度监测是可行的，但这些方面功能的实现仍需要大量的相关研究及测试。

3.2.5 组织工程技术及应用

组织工程（tissue engineering），是一门以细胞生物学和材料科学相结合，进行体外或体内构建组织或器官的新兴学科。对于创面敷料来说，其可看作皮肤及皮下组织的临时替代品，而先进敷料则是功能化的人体组织临时替代物。因此，通过组织工程技术构建类似于正常机体皮肤及皮下组织的组织工程化先进敷料，也是当前先进敷料领域研究的热点和发展的方向。

组织工程的研究内容主要包括生物支架材料（scaffold biomaterial）或细胞外基质微环境、种子细胞、组织器官三维构建以及移植应用 4 个方面，并与生物活性因子和生物反应器密切相关。在组织器官重建时，用于种子细胞再生组织之前赖以生存和依附的三维结构，称为支架（scaffold），主要由可降解吸收的生物材料制成，称为生物材料支架。它能将细胞固定于一定位置，为其生长、繁殖、新陈代谢及细胞外基质（extracellular matrix，ECM）分泌等生理活动提供场所，并引导再生组织形成基本形状。生物材料支架既是组织工程的核心内容之一，也是组织工程敷料的核心部分。有赖于纳米技术在医学领域的不断发展，人工构建仿生支架已成为可能。与人体其他部位的生物支架所不同的是，组织工程先进敷料相关的生物支架应尽可能按照皮肤及皮下组织的结构及功能进行设计构建。因此，可以用于组织工程先进敷料的支架按照原料来源分为以下两大类。

3.2.5.1 天然生物材料支架

天然生物材料支架的制作材料包括胶原、明胶、弹性蛋白、蚕丝、蛛丝、几丁质、甲壳素、壳聚糖、琼脂糖、透明质酸、纤维素、血纤维蛋白、纤维蛋白原、硫酸软骨素、海藻酸盐、氨基葡聚糖、脂质体、天然珊瑚、海螵蛸、脱细胞的细胞外基质（acellular extracellular matrix）、天然细胞外基质（natural extracellular matrix）或脱细胞组织基质(acellular tissue matrix)等。细胞外基质是一种特殊的天然生物材料,它是通过去除生物体原型组织中的实质细胞制备而得,除含有胶原蛋白、糖蛋白和蛋白多糖之外,还含有各种生物因子和细胞因子,对于调节细胞在材料上的黏附、生长和增殖具有重要作用。天然材料生物相容性好,具有细胞识别信号,利于细胞黏附、增殖和分化,并有很好的生物相容性,有些材料还具有天然的孔隙结构系统。其中胶原是自然界哺乳动物体内含量最丰富的蛋白质,抗原性小,植入人体只引起轻微的炎症反应和异物反应,由其制备的人工皮肤等已通过美国 FDA 认证用于临床,而胶原的缺点在于力学性能差,缺乏足够的物理强度。

3.2.5.2 合成有机材料支架

主要有海藻酸盐多聚物、聚乙烯醇、聚羟基乙酸、聚氨基酸、聚己内酯(polycaprolactone,PCL)、聚酸酐、聚磷酸酯(polyphosphate,PPE)、聚乳酸(poly lactic acid ,PLA)、聚乙醇酸(polyglycolic acid,PGA),及其共聚物聚乳酸、聚乳酸-羟基乙酸共聚物(PLGA)、聚羟基丁酸酯与聚醚复合物等。它们具有较好的组织相容性,可以控制机械性能、降解率、微结构并能按设计要求大规模生产,其缺点在于缺少细胞外基质中的各种生物信号而影响细胞的黏附。该类材料降解速度和强度可以调节,易构建高孔隙率三维支架,但材料本身对细胞亲和力弱,往往需要引入适量能促进细胞黏附和增殖的活性基团、生长因子或黏附因子等。

组织工程的关键技术之一在于将支架材料制成具有特定形状和孔结构的三维多孔支架。在组织工程先进敷料的制备中,生物支架位于多层敷料结构的下部,直接与创面相接触,起到细胞外基质的作用,是对细胞外基质结构和功能的仿生。组织工程多孔支架的孔结构具有 4 个尺寸等级:解剖外形和尺寸(cm)、大孔尺寸(约 10^2 μm)、孔壁尺寸(μm)、孔壁内微细结构尺寸(如微纤、微孔,50~500 nm)。从制备方法上看,大孔尺寸、孔壁尺寸、孔壁内微细结构取决于制孔方法,而解剖外形和尺寸则取决于成型方法。支架中孔的大小直接影响组织的重建,一般情况下,直径 20 μm 的孔有利于成纤细胞生长，20 ~ 125 μm 的孔对成年哺乳动物皮肤的再生有利。因此，组织工程多孔支架的制备主要涉及两个基本问题，即获得相连的多孔结构和合适的外形。

多孔支架的制备技术尽管已从初期的探索逐渐向临床应用阶段发展，但仍有许多问题亟待解决，主要包括：第一，各种制备方法中如何对多孔结构，如孔径、孔隙率等性能进行精确控制；第二，多孔材料性能（物理化学性能、力学性能等）的表征方法有待进一步完善；第三，由于多孔支架的制备中要综合考虑材料的物理和化学性能、力学性能、细胞亲和性、降解性，必然涉及胶体化学、有机/无机化学、生物工程等众多学科，有必要加强学科间的交流合作；第四，现有多孔支架主要是形状不规则的片状、块状、实心微球状、圆盘状、管状、纤维状等形状，这些形状的支架表面积小，不利于细胞生长分化，在实际应用中会有一定限制；第五，由于制作方法的原因，支架内孔的几何结构不利于细胞三维培养和组织再生；第六，由于支架形状不规则和内部几何结构不合理，再生组织中缺乏血管和神经发育的自然空间。今后，有必要研制形状规则、比表面积大、内部孔结构合理并预留血管和神经发育空间的可降解吸收材料性三维多孔支架。

种子细胞是组织工程敷料实现生物活性的另一个关键技术。近年来，学者们通过研究胚胎干细胞、成体干细胞、同种异体干细胞以及发育同源细胞的替代，在种子细胞来源上提供了多种选择。为了大量获取相应的种子细胞，学者们采用人脐带来源的间充质干细胞，并且研究了不同的种子细胞分离方法，取得了一定的进展，为简便、大量获得种子细胞提供了依据。

根据组织工程皮肤的结构不同，可将其分为表皮替代物、真皮替代物和全皮替代物。1975 年 Rhein-wald 等建立了角质形成细胞膜片滋养层培养法，之后 Green 和 O′Connor 等将其用于创面覆盖。活真皮替代物即在胶原支架上由真皮基质培养成纤维细胞。无细胞的真皮替代物是去除了真皮和表皮细胞成分的全厚皮肤，如人造真皮 AlloDerm，由于除去了抗原性，移植后不会发生免疫排斥反应，并可显著减少自体皮的需要量，其效果相当于全厚皮片移植。复合皮肤替代物即在培养的成纤维细胞表面覆盖一层角质形成细胞，例如 Apligraf®是将角质形成细胞接种于含有成纤维细胞的Ⅰ型牛胶原上组成。现在，组织工程化皮肤在烧伤、慢性皮肤溃疡及外伤领域有了一定的应用并取得了一定的疗效，但仍存在较多的问题，例如细胞培养周期长，有的覆盖物薄而易碎，有的创面愈合后瘢痕挛缩明显，易破溃，抗感染能力差，组织工程构建的“皮肤”仍不具备完整的皮肤结构，缺乏毛囊、汗腺等附属器结构等一系列的问题，使组织工程创面覆盖物还需进一步的改进和完善。复合皮的研究有赖于组织工程学、分子生物学及免疫学的发展。①进一步完善和加速角质形成细胞的培养。②进一步研制更加接近真皮基质的三维支架。由于去细胞真皮基质的优越性，因此，如何进一步摸索制备去细胞真皮基质的条件，使其在尽可能去除细胞成分减弱抗原性的同时，尽可能地保留原有基质成分将是未来面临的主要问题。异种猪皮因其来源广泛且生理结构接近于人而倍受关注，但必须解决其免疫原性强于同种异体皮的问题。③利用基因工程技术将生长因子的基因转移至角朊细胞和成纤维细胞，可明显提高创面局部的生长因子水平，有效促进创面愈合。该研究已逐渐由动物实验发展到临床应用。但基因治疗的安全性、经济性及伦理道德等方面还有需要不断完善的地方。④干细胞的研究成果也给人们带来了新的希望，有人已开始研究将干细胞培养技术和克隆技术应用于皮肤替代物的构建。

（赵雨千　王　燕）

4 天然来源先进敷料与创面治疗

4.1 天然来源先进敷料的功能特点与分类

医用敷料是用于皮肤损伤的医用制品，以往对于医用敷料的解释为：用以清洁或保护创面的纱布、纱布条、棉花球和棉垫这些传统敷料的总称。传统敷料的功能仅限于覆盖、保护创面，在临床应用中存在诸多不足，如与创面渗出物粘连结痂，去除敷料时造成疼痛和引起新的创面形成，以及容易造成细菌滋生等问题。所以，结合临床的需要，研究出了生物敷料，不仅可以避免传统敷料所带来的弊端，而且可以更进一步促进创面的愈合。现如今，随着医学治疗技术的发展，人们又对医用敷料提出了新的要求：①能够保持创面接触面的温度；②能够控制和吸收渗出物；③具有气体和水蒸气的合适透过力；④能够提供一个细菌阻挡层，造成一个适合组织生长的良好环境，促进组织生长；⑤能够提供热的隔离和传导；⑥使用方便，揭取容易；⑦无毒、无害、无刺激；⑧具有良好的机械性能。生物敷料可以根据创面的需要、敷料的用途以及材质的不同，分为天然材料、人工合成材料和载药类材料，目前临床上天然材料敷料的应用比较广泛。

4.1.1 天然来源先进敷料的功能特点

天然来源先进敷料主要从保持愈合环境湿润、低氧或无氧微酸环境、酶学清创功能、减轻疼痛 4 个方面促进创面愈合。

4.1.1.1 保持愈合环境湿润

1962 年 Winter 发现创面在密闭湿润环境下的愈合速度较直接

接触空气快1倍。湿润环境促进创面愈合的机制:①有助于生长因子释放以及细胞增殖。人体皮肤创面处首先进行修复的生长因子是血小板衍化生长因子(platelet derived growth factor,PDGF)及转化生长因子(transforming growth factor,TGF),这些生长因子在类似生理状态的湿润环境中才能发挥功能。生物敷料可使创面保持湿润,为生长因子和创面接触提供机会,促进细胞增殖。②能增加表皮细胞的迁移速率。③增强白细胞功能。

4.1.1.2 低氧或无氧微酸环境

创面周边和中心地带间存在的氧浓度梯度会刺激毛细血管向低氧浓度创面中心生长,直至低氧状态消失。生物敷料通过一定程度的密闭和保湿功能,创造出低氧或相对无氧的微酸环境,可使创面处细菌繁殖受到抑制,有利于成纤维细胞的生长及血管增生,因此更有助于创面愈合。

4.1.1.3 酶学清创功能

研究表明,在密闭、湿润环境中,渗液可使多种酶及酶的活化因子激活,尤其是尿激酶与蛋白酶,这类酶与生物敷料配合(如水凝胶)可加速溶解纤维蛋白和坏死组织,使酶学清创功能得以充分发挥。

4.1.1.4 减轻疼痛

与传统敷料相比,天然材料敷料可减轻创面疼痛与不适,主要原因是暴露的神经末梢受到了湿润等张液的保护,同时敷料不与创面发生粘连,使创面得到有效保护,减少了更换敷料过程对创面造成的损伤。

4.1.2 天然来源先进敷料的分类

天然来源先进敷料分类见图4.1。

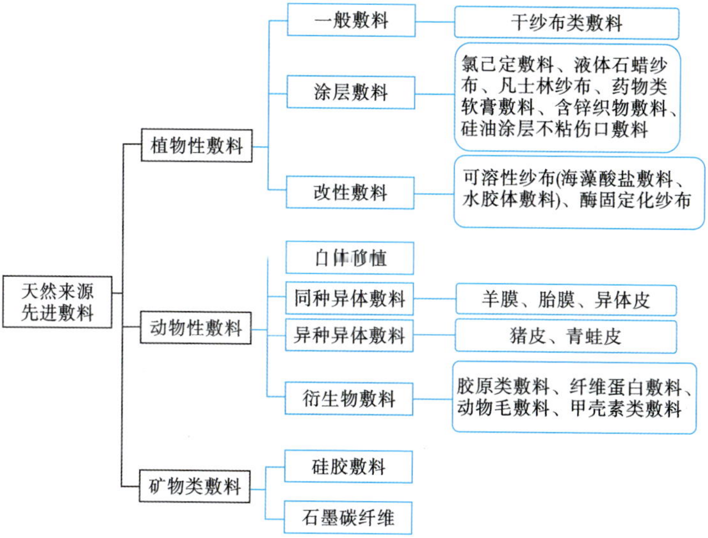

图 4.1　天然来源先进敷料分类

4.2　各类天然来源先进敷料的应用

干纱布、纱布条、棉球等一般医用敷料是用于皮肤损伤的传统医用制品。干纱布是指用纯棉纱织成的一种去掉脂肪的宽孔白色纱布。一般用 21 支纱织成，经纱与纬纱密度均为 12 根/cm^2。脱脂纱布作为医用敷料应无臭、无味、质地柔软、纤维不易散落、具有高度吸水性。其酸碱度、水分、易氧化物、炽灼残渣及吸水力等均应符合我国卫生健康委员会制定的技术标准。干纱布敷料可以起到监护覆盖创面的作用，但是不能用于感染性创面，这种敷料对创面愈合没有促进作用，渗透能力也有限。这类敷料可以覆盖、保护创面，但是它存在一些不足，它与创面渗出物粘连结痂，去除时造成疼痛和引起新的创面，引起新生上皮组织再损伤和出血，以及容易造成细菌滋生等问题。

一般传统医用敷料经消毒后可用于体表创面的防护，是临床上使用最普遍的一种医用敷料（图4.2）。用的时候先将患处局部皮肤洗净拭干，然后加涂治疗用药于经消毒的纱布上，覆盖在创面上，用医用胶布固定即可。

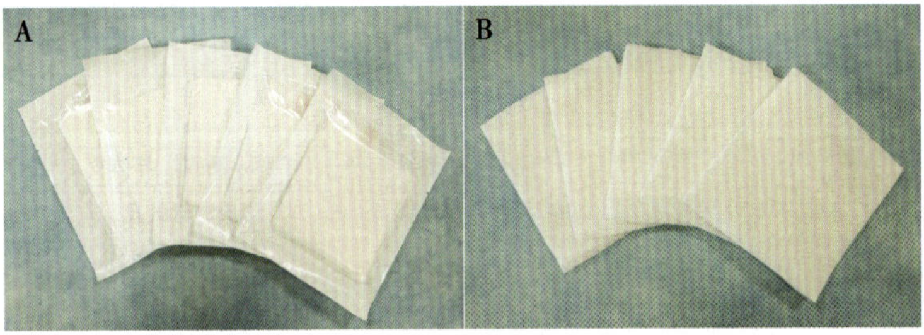

图4.2 传统医用敷料

A.带包装传统敷料 B.打开包装后的传统敷料

4.2.1 氯己定及敷料

4.2.1.1 作用

氯己定是一种广谱杀菌剂，可以与细菌细胞外多糖结合，起到杀菌作用。氯己定的抗菌作用机制是改变细菌细胞膜的通透性。

4.2.1.2 分类

（1）醋酸氯己定　醋酸氯己定为白色晶粉，无臭、味苦、无吸湿性、性质稳定，在20 ℃水中的溶解度为1.9%，加入适当阳离子或者非离子表面活性剂，或者提高水温，可以增加溶解度，可溶于乙醇。

（2）葡萄糖酸氯己定　葡萄糖酸氯己定是体积分数为20%的无色或浅黄色水溶液，无臭或几乎无臭，味苦，能与水、醇、甘油互溶，性质稳定，耐储存。目前国内采用醋酸氯己定作为消毒液的原料。

4.2.1.3 适应证

氯己定溶液是阳离子型表面活性防腐剂，具有相当强的广谱抑菌、杀菌作用，对革兰氏阳性菌及革兰氏阴性菌均有效果。可用于手术器械、创面和皮肤消毒。外用氯己定可以杀灭金黄色葡萄球菌、大肠埃希菌和白念珠菌，但是对芽孢、病毒及耐酸菌无效。临床研究表明，氯己定的杀菌作用不如医用乙醇，并且成本比乙醇稍高，所以目前临床使用已经不多。

4.2.1.4 使用方法

(1)手的灭菌　用1∶5 000醋酸氯己定泡手3 min。

(2)术前准备　0.5%氯己定醇溶液，其消毒效果与碘酊相等，但无皮肤刺激，亦不染色，因而特别适用于面部、会阴部及儿童的术前准备。

(3)冲洗创面　用1∶2 000水溶液冲洗。

(4)含漱消炎　用1∶5 000水溶液漱口，对咽喉炎及口腔溃疡有效。

(5)烧伤、烫伤　用0.5%乳膏或气雾剂。

(6)分娩　产妇外阴及其周围皮肤消毒，阴道镜检润滑剂可用0.1%乳膏。

(7)器械消毒　消毒用1∶1 000水溶液，储存用1∶5 000水溶液，加入0.1%亚硝酸钠浸泡，隔2周换1次。

(8)房间、家具等消毒　用1∶2 000水溶液喷涂或者擦拭。

(9)覆盖创面　临床上可以将氯己定溶液浸润于干纱布上，用来覆盖创面。

4.2.1.5 注意事项

使用氯己定的注意事项：①氯己定溶液可刺激黏膜等，可见皮肤过敏；②在使用氯己定洗剂时，禁忌与肥皂和其他阴离子表面活性剂配伍，亦不可与碘酊合用；③氯己定洗剂属于消毒防腐药，与铁、铝等金属物质产生反应，配制时，禁忌使用金属制品。

4.2.2 液状石蜡及敷料

4.2.2.1 作用

液状石蜡(也称液体石蜡)是一种矿物油,是从原油分馏中所得到的无色无味的混合物。它在肠内不被消化,吸收极少,对肠壁和粪便起到润滑作用,而且能阻止肠内水分吸收,软化大便,使之易于排出。液状石蜡纱布敷料可以保护创面,使创面湿润。在临床中利用其润滑作用,应用于胃管、尿管等插管操作。

4.2.2.2 适应证

临床上沥青烧伤的皮肤创面用液状石蜡纱布敷料覆盖浸润,可以很好地清除黏附于皮肤上的沥青。

4.2.2.3 使用方法

用液状石蜡浸润纱布或棉球,可使其柔软有弹性,用于覆盖创面,保持创面湿润,起到保护创面的作用。

4.2.2.4 注意事项

液状石蜡敷料属于一次性用品,不可重复使用。液状石蜡久服可干扰维生素 A、维生素 D、维生素 K 及钙、磷的吸收;导泻时可致肛门瘙痒;老年患者服药不慎,偶可致类脂性肺炎,所以不宜长期使用。

4.2.3 凡士林纱布

凡士林之所以能够使用在纱布中,跟它的性质是分不开的。凡士林系石油润滑油馏分,经深度精制而得,为无色、无臭、无荧光透明的油状液体,不含任何添加剂、水分和机械杂质。它溶于乙醚、氯仿、汽油及苯等溶剂,不溶于水与乙醇,化学稳定性和抗氧化性良好,具有良好的抗氧化性、稳定性和光安定性。灭菌的凡士林纱布是一种医用纱布,这种纱布的特点是呈淡黄色的湿润状,没有异味,主要由脱脂纱布、黄凡士林和隔离纸组成(图 4.3)。目前在临床中大量使用,是一种作用明显、价格便宜的医用敷料。

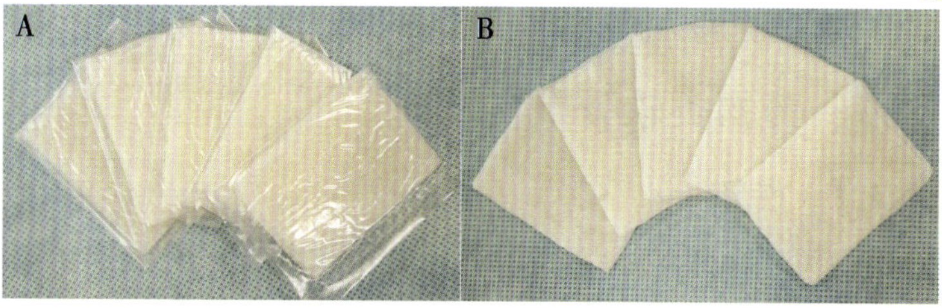

图 4.3 凡士林纱布
A. 带包装凡士林纱布 B. 打开包装后的凡士林纱布

4.2.3.1 作用

凡士林纱布可以防止纱布和创面粘连，具有润滑、不黏着创面、促进肉芽生长、促进创面愈合的作用。

4.2.3.2 适应证

适用于烧伤性创面及非感染性创面贴敷包扎。在临床上，凡士林纱布的使用非常普遍，只要是暴露的创面，基本上都可以使用凡士林纱布覆盖，不仅可以起到保护创面的作用，而且可以为裸露的创面提供一个湿润的环境，减少创面分泌物的形成。尤其是在烧伤创面、创面包扎、创面引流、术后包扎中使用非常广泛。

4.2.3.3 使用方法

一般在创面清理后，会遗留一些液体，有的甚至还会有血液渗出，为了方便止血，我们会直接使用纱布进行包扎，但是临床结果发现，普通纱布会跟液体黏在一起，换药的时候还会将创面再次破坏，这样会使创面愈合的速度更慢。但是使用凡士林纱布就不会出现这种现象。在使用凡士林纱布块的时候，要将创面及局部皮肤洗净拭干，然后再涂抹治疗创面的药在皮肤或纱布上，将经过消毒的凡士林纱布块覆盖在创面处，用医用胶布固定即可。

4.2.3.4 注意事项

凡士林纱布属于一次性用品，不可以重复使用，以防止细菌感染创面。本品属于易燃物品，储藏时要注意存放在干燥、通风、没有腐蚀性气体和远离火源的环境。

4.2.4 药物类软膏敷料

4.2.4.1 作用

药物类软膏敷料是以灭菌的纱布条、纱布块为载体，将抗感染药物软膏涂抹于纱布上，其覆盖创面，不仅具有保湿等功能，也起到抗感染的作用。这类敷料比单纯纱布的作用好，目前使用比较广泛。随着医学的发展，药物类敷料有着很好的应用前景，因为它可以符合各类不同创面的应用要求(图4.4)。

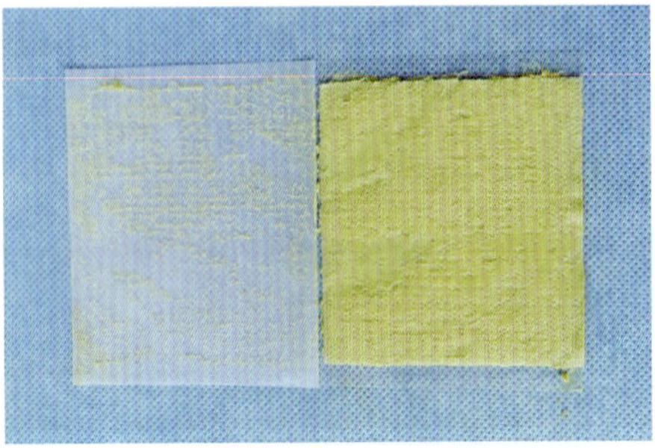

图4.4 药物类软膏敷料

4.2.4.2 适应证

在临床上，须根据不同创面的实际情况选用相应的药物软膏敷料。莫匹罗星(百多邦)软膏的使用就非常常见。它是一种广谱抗菌药，适用于革兰氏阳性菌，特别是金黄色葡萄球菌引起的感染，这种感染在烧伤创面中非常普遍。

4.2.4.3 使用方法

经过消毒的纱布敷料上涂上相应的药物膏剂覆盖在创面处，用医用胶布固定即可。

4.2.4.4 注意事项

外用药多具有不同程度的毒性，制剂时应严格遵照一定的使用原则，剂量不宜过大。对于创面过大的局部病变，药量剂量不宜过多，以防因吸收过量而中毒。同时，还必须避免连续使用，以防蓄积中毒。

4.2.5 含锌织物敷料

4.2.5.1 作用

含锌织物敷料中含有锌离子，具有抗菌、消炎、吸收创面渗出液和促进创面愈合的作用。这种敷料制作工艺简单、成本低，在创伤护理领域应用广泛，是一种理想的敷料(图4.5)。

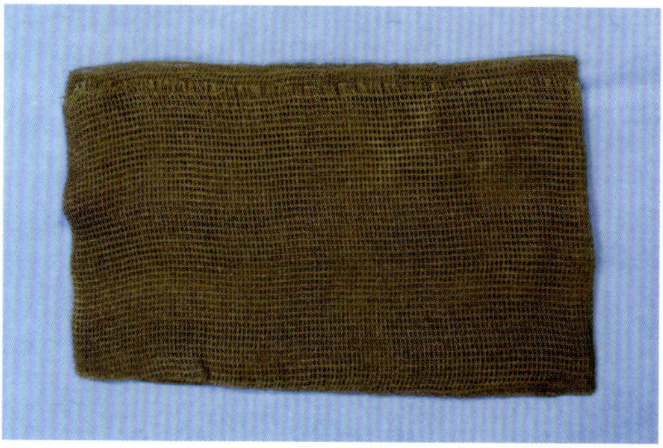

图4.5 含锌织物敷料

4.2.5.2 适应证

适用于各类低至中度渗出性创面、小面积浅度烧伤、手术后创面、供皮区创面、浅表性外伤以及慢性创面的肉芽期。这种敷料制作工艺简单，成本低，在创伤护理领域应用广泛，是一种理想的敷料。

4.2.5.3 使用方法

用生理盐水冲洗创面，轻轻擦拭，将含锌离子敷料覆盖在创面上。更换敷料时，一般根据创面渗出量而定，可1～3 d更换1次。若创面属于感染创面，含锌敷料可每天更换1次。若敷料有渗漏，则需及时更换。

4.2.5.4 注意事项

注意事项:①应阴凉避光保存;②避免高温明火;③过敏者禁用。

4.2.6 硅油涂层不粘连创面敷料

4.2.6.1 作用

硅油是一种不同聚合度链状结构的聚有机硅氧烷,通常指室温下保持液体状态的线型聚硅氧烷产品,结构式见图4.6。

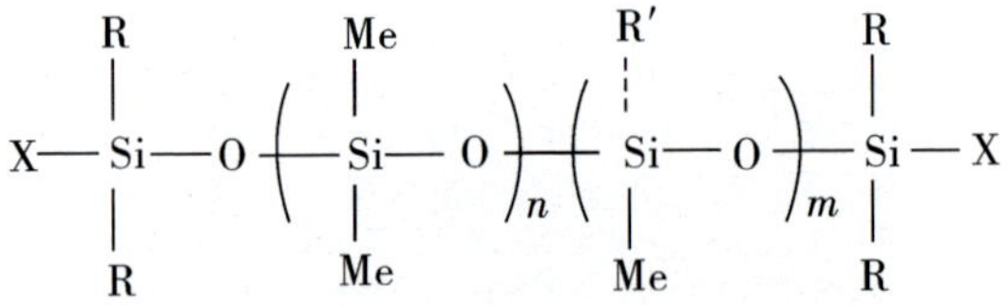

图4.6 聚硅氧烷结构式

R为烷基、芳基;R′为烷基、芳基、氢、碳官能基及聚醚链等;X为烷基、芳基、链烯基、氢、羟基、烷氧基、乙醚氧基、碳官能基及聚醚链等

硅油有许多特殊性能,如温黏系数小、耐高低温、抗氧化、闪点高、挥发性小、绝缘性好、表面张力小、对金属无腐蚀、无毒等。由于这些特性,硅油的应用领域极为广泛。硅油在化妆品中与许多组分有高度相容性,可降低产品的黏腻感,作共溶剂、固体粉末分散剂,用于清爽型膏霜、乳液、洗面奶、化妆水、彩妆、香水。硅油具有热膨胀系数较大、气体溶解度较大和表面张力小等缺点。

4.2.6.2 适应证

适合浅表性创面、浅度烧烫伤创面、面积较小的慢性创面、渗出较多的创面、供皮区以及溃疡创面覆盖。

4.2.6.3 使用方法

清洗创面,将含有硅油涂层的一面贴于创面,覆盖创面后,可在敷料外层用无菌纱布覆盖。

4.2.6.4 注意事项

注意事项:①含硅油涂层敷料避免充当眼贴;②宜储存于阴凉避光、通风良好的场所,远离火源;③必须在有效期内使用。

4.2.7 海藻酸盐类敷料

1994 年,Speakman 等通过多价金属离子和海藻酸钠进行离子交换,制备出可用于构建敷料的海藻酸钙、海藻酸铁、海藻酸铜等多种海藻酸盐纤维。20 世纪 80 年代初,英国 Courtaulds 公司成功研发出了海藻酸盐纤维制备的医用敷料。海藻酸盐类敷料质地柔软、容易折叠,与创面组织容易粘贴,在临床上可以作为一种理想的填充体(图 4.7)。海藻酸盐类敷料中含有金属离子,比如钙离子,当贴敷于创面组织上时,可以与体液中的钠离子进行离子交换,这样海藻酸钙逐渐转换成海藻酸钠,海藻酸钠可以将较多水分吸引到敷料内部,因此,海藻酸盐类敷料具有吸水性强、贴敷力大、容易去除、有利于创面愈合等优点。

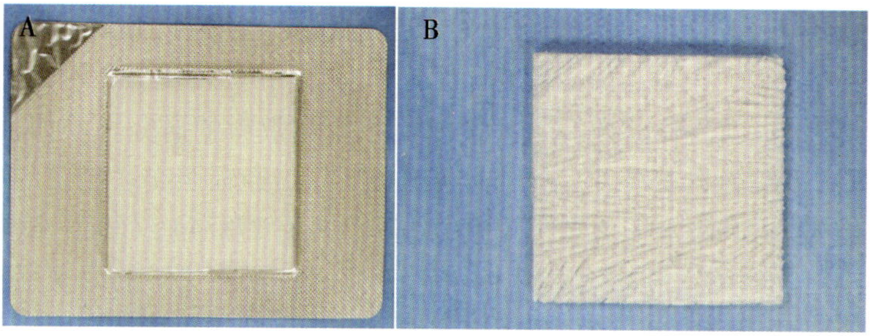

图 4.7 海藻酸盐医用创面敷料

A. 带包装的海藻酸盐创面敷料 B. 打开包装后的海藻酸盐创面敷料

4.2.7.1 海藻酸盐的作用

(1)安全无毒性 海藻酸盐类敷料是在海藻中提取的天然多糖碳水化合物,为一种天然高分子材料,对人体无任何毒性,可安全使用。

(2)高吸湿性　海藻酸盐类敷料可吸收相当于自身重量11倍的液体。

(3)止血性　海藻酸盐类敷料接触创面渗液中释放的钙离子，能促进凝血酶原激活物的形成，加速血凝过程。

(4)成胶性　吸收创面渗出液，与渗出液发生钠钙离子交换，在创面表面形成一层稳定的网状凝胶，为创面营造一个利于组织生长的微环境（微酸、无氧或低氧、适度湿润）。

(5)促进创面愈合　无氧或低氧、适度湿润的创面环境可促进生长因子释放，刺激细胞增殖，提高表皮细胞的再生能力和细胞移动，促进创面愈合。

(6)抑菌性　①密封性好，使创面与外界细菌隔绝；②有害细菌被固定在纤维内部，有效抑制了有害细菌繁殖且减少细菌与创面接触的机会；③湿润、微酸的环境有利于中性粒细胞发挥作用，增强局部杀菌能力，降低感染发生率。

(7)减少局部疼痛　表面形成的水凝胶体有效保护神经末梢，避免外界刺激。同时不易与创面粘连，易移除，减少创面疼痛。

(8)减少瘢痕形成　由于对创面无刺激，无损伤，所以瘢痕形成少。

目前，国内外已进行了大量海藻酸盐类敷料的研究。例如，以5%海藻酸钠与15%聚乙烯吡咯烷酮共混后，经辐照交联制备的凝胶状敷料，其吸水能力超过自重18倍，且具有278.44 $g/(m^2 \cdot h)$的水蒸气透过率。将包含酸性催化剂、交联剂、聚乙二醇的海藻酸钠溶液与纤维素材料共混，利用聚羧酸酯键将海藻酸盐接枝交联至纤维素上，经干燥、烘焙可构建柔软、吸湿性强的海藻酸盐类敷料。以海藻酸盐凝胶作为创面敷料填充物，用碱金属盐作为交联剂可使凝胶凝固，从而与敷料层黏合牢固。海藻酸盐凝胶可与体液进行离子交换，海藻酸钠可溶于体液，使整个敷料易于去除，不会造成患者二次损伤。并且相关文献表明，含钙、铜等金属离子的海藻酸盐类敷料具有一定的抗菌作用。有研究将含银海藻酸盐类敷料与含有细菌的溶液接触一段时间后测试溶液中细菌含量，结果表明含银海藻酸盐类敷料有抑菌灭菌的功能。将海藻酸盐类敷料应用于存在大量渗出液的感染创面，效果良好。

早在 1986 年有关海藻酸盐纱布在植皮创面上的应用研究已证实，海藻酸盐纱布具有一定的止血效果，可于 5 min 内使创面出血停止。

另一项相似的临床研究显示，在供皮组织上覆盖不同敷料，10 d 后传统纱布和海藻酸盐类敷料的愈合率分别为 33% 和 70%。对创伤患者进行的临床试验证实，海藻酸盐类敷料覆盖后患者创面面积均明显减小，优于传统纱布。

4.2.7.2 适应证

海藻酸盐类敷料已经在临床上大量应用，在临床上也有一定的效果。海藻酸盐类敷料的临床适应证有：①处理渗出液和局部止血；②有中度或重度渗出物以及有腔隙的创面，如压疮创面；③糖尿病足溃疡创面、下肢动静脉性溃疡创面；④烧伤科烧伤供皮区创面及难愈性烧伤创面；⑤肛肠科肛瘘术后创面渗血、渗液。

4.2.7.3 使用方法

海藻酸盐类敷料的使用方法：①用生理盐水清洗创面，轻轻搌干创面周围皮肤；②当敷料被渗出液浸透时，需要及时更换；③当肉芽组织开始形成，渗出液减少时，更换敷料的次数也相应减少；④在开始阶段，一般需要每天更换敷料；⑤每片敷料覆盖创面的时间最长不能超过 7 d。

4.2.7.3 注意事项

应用海藻酸盐类敷料的注意事项：①海藻酸盐类敷料可以用于受到感染的创面的治疗，但需在医护人员指导下使用，并配合其他治疗措施，而且，医护人员需经常评估患者临床指征，检查创面情况；②如果创面主要由动脉供血不足或是糖尿病足溃疡造成，使用本敷料的条件是在医护人员指导下使用，并且医护人员需经常评估患者临床指征，检查创面情况；③海藻酸盐敷料不适用于机体生理机制无法控制、必须借助外科手段止血的大量、持续出血的情况；④万一出现过敏反应，应立即停止使用并立即就医；⑤对于干性创面，不建议使用本敷料；⑥本敷料更换多次后的累积使用时间如超过30 d，其遗传毒性和慢性毒性尚未得到确认。

4.2.8 水胶体类与水凝胶类敷料

(1) 水胶体类敷料　水胶体类敷料是把水溶性/水膨胀性高分子物质的颗粒与橡胶混合后制成的一种治伤用材料，具有水溶性高分子的吸水性能和橡胶的黏合性能。水胶体类敷料的基材为聚合物，再将水胶体混合黏结在基材上而成，如将果胶、明胶及羧基甲基纤维素作为胶原蛋白水解层，同时将液状石蜡与橡胶黏结剂掺入，敷料则易黏附于创面上。该敷料吸收渗出物的功能通过胶原蛋白水解层实现，吸收能力取决于胶层厚度。如果胶层过厚，闭合度高反而会引起过度湿润并浸渍周围皮肤，因此该敷料用于渗出液多的创面时，必须增加更换敷料次数，以避免渗出液外漏。据报道已经通过实验确定了水胶体类敷料的组成：橡胶质量分数为60%，亲水胶体质量分数为40%。这种水胶体类敷料有较好的黏性、吸水性和柔软性，易于更换，组织相容性好，并且可以阻止细菌的进入，吸水后有较好的完整性。

(2) 水凝胶类敷料　水凝胶类敷料是在创面湿性愈合原理指导下发展起来的一类新型创面敷料(图4.8)。水凝胶类敷料可以用于多种不同创面的治疗，特别是对于慢性难愈性创面具有显著疗效。水凝胶还是一种适用于儿童的理想敷料。在施用水凝胶类敷料后，生性好动的儿童仍然可以不受束缚地玩耍，因为敷料的密闭特性能够保护创面，不被可能接触到的细菌所感染。此外，水凝胶类敷料在揭除时也不会给儿童带来疼痛。水凝胶的吸收性、黏性等特点，使其达到理想敷料的基本要求，即保护创面、提供促进创面愈合的适宜环境和易于移除且不损伤新生组织。这类敷料中最常见的凝胶是羟甲纤维素，目前临床上的代表产品是 Nemdream 和 Comfeel。综上所述，水凝胶类敷料具有再发展的空间，可以在以上基础上提高吸收性和增强抗菌能力。

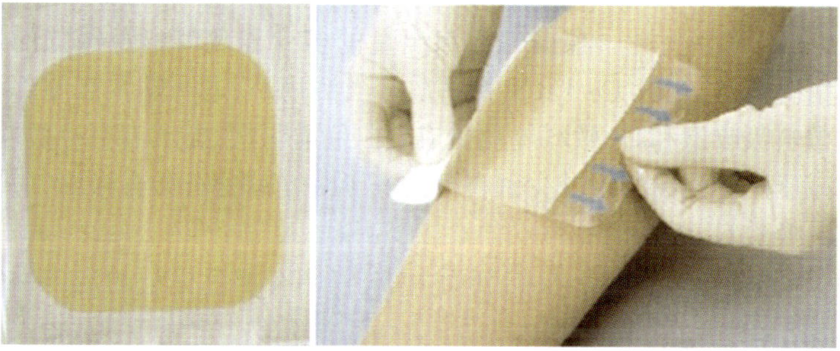

图 4.8　水凝胶敷料

4.2.8.1　作用

(1)具有吸收创面渗液的能力　吸收渗液后，敷料中的亲水性颗粒可形成类似凝胶的半固体物质，附着于创面基部，提供并维持有利于创面愈合的湿性环境。

(2)有黏性　可形成密闭创面，密闭的愈合环境能够促进微血管的增生和肉芽组织的形成，从而加速创面愈合。

(3)可发挥清创功能　一方面，水胶体及水凝胶含有内源性的酶，能促进纤维蛋白的溶解；另一方面，水胶体类及水凝胶类敷料所提供的密闭环境，有利于巨噬细胞清除坏死组织。

4.2.8.2　适应证

适应证：①主要用于渗出液较少的创面，如浅表烧伤、部分皮层烧伤、供皮区创面、手术后创面以及皮肤擦伤；②适用于有低到中度渗出液的创面，如腿部溃疡和压疮；③可用于一度和二度烧伤创面；④用于压疮的预防和治疗；⑤整形美容创面、慢性创面的肉芽期和上皮形成期。

4.2.8.3　使用方法

(1)创面准备　先用温水清洗干净患者受压处的皮肤，再用生理盐水擦洗受压部位皮肤，如果有创面，用生理盐水冲洗创面，轻轻擦干创面周围的皮肤。将保护纸撕开,将敷料有黏性的一面覆盖在创面上,再将无接触保护膜撕掉。

(2)更换敷料　根据创面渗出量的多少和敷料本身保持的好坏情况而定,一般 1 ~ 3 d 更换 1 次。当溃疡贴、透明贴及骶尾部专用敷料吸收饱和时,敷料外观变成乳白色透明状,提示需更换敷料;当减压贴的泡沫厚度减少到自身的一半时,应更换;如有渗漏,应及时更换敷料。

(3)减压贴使用　根据创面大小,将印有橙色标记的泡沫圈去掉,使无泡沫范围比创面大 1.5 ~ 2 cm。将敷料保护纸撕掉,将敷料由一边向另一边轻压过去,盖住创面,然后撕掉微孔黏胶上的保护纸,轻轻覆盖在创面上。

4.2.8.4 注意事项

注意事项:①只能外用;②不能用于三度烧伤创面;③如果创面是由动脉供血不足或糖尿病足溃疡造成,使用本系列产品的条件是有医生进行指导,并且每天检查创面情况;④如果出现不良反应,应立即停止使用;⑤在进行放射治疗时,一定要去除该敷料;⑥由于本产品的清创作用,在使用早期,创面可能会变大,这是治疗过程中的正常现象。

4.2.9 羊膜和胎膜敷料

羊膜为单层上皮细胞互相连接构成的薄膜。单层上皮细胞具有分泌羊水的作用。随着胚胎的生长发育,羊膜与绒毛密切紧贴,形成胎膜。胎膜随着羊膜腔逐渐扩大而呈半透明的薄膜,无血管,富有韧性(胎膜也就是羊膜腔的囊壁)。羊膜腔内充满的液体为羊水。羊膜仅覆盖在胎盘的胎儿面,并不深入胎盘组织中。随着妊娠的进展羊膜腔逐渐扩大,占据整个子宫腔。羊膜是胎膜最内一层,是一层半透明的薄膜,与覆盖在胎盘、脐带的羊膜层相连接。羊膜在一百多年前就作为一种敷料应用于外科,20 世纪初作为一种供体材料应用于外科皮肤移植手术中。羊膜的生物学特性:羊膜是从细胞滋养层衍化而来,位于胎儿绒毛膜的表面,为光滑、无血管、无神经、无淋巴的双层透明薄膜，厚为0.02～0.50 mm，是人体中最厚的基底膜。由5层构成：①羊膜上皮；②基底膜；③致密层；④成纤维细胞层；⑤海绵层。1955年Kim和Tseng把保存的羊膜运用于兔角膜重建术中并取得成功后，人们开始对羊膜的生物学特性有了一个全新的认识。羊膜也越来越受到眼科工作者的青睐，在眼科的临床应用也越来越广泛。成熟羊膜基质自身为一层胶原结构，可以隔开巩膜瓣和巩膜床创面，阻止创面的纤维组织粘连和增生，同时羊膜还具有清除炎症细胞、减轻炎症反应和降低血管化等特性。人胎膜和人羊膜的生物特点相似。羊膜基质中含有抑制TGF-β信号传递和抑制成纤维细胞增殖、分化为纤维细胞的成分，从而减少滤过通道及滤过泡的瘢痕增生；羊膜中含有多种蛋白酶抑制剂（如α_1-抗胰蛋白酶、α_2-巨球蛋白、α_2-纤维蛋白溶解抑制剂等），可以阻止已分离或破损组织表面的粘连，有利于滤过通道的通畅和滤过泡的形成、维持。

胎膜是包裹胎儿并对胎儿的生长发育起到保护、营养、呼吸、排泄作用的胚胎辅助结构，包括绒毛膜、羊膜、卵黄囊、尿囊和脐带。胎膜俗称胎衣，但胎衣不包括母体胎盘。人羊膜和胎膜获取比较复杂，来源也比较少，所以临床上使用还不是太多，目前在烧伤领域临床上基本没有使用。

4.2.9.1 保存方法

羊膜的保存方法有多种，常见的有以下几种。

（1）新鲜羊膜　取下并将处理好的羊膜置于杜尔贝科改良伊格尔培养基（Dulbecco′s modified Eagle′s medium，DMEM）中，4 ℃冰箱保存，24 h内使用。

（2）深低温冷冻羊膜　取下并将处理好的羊膜，分装于体积比为1∶1的无水甘油与DMEM原液的混合储存液内，放置于-80 ℃低温冰箱内保存，2周后使用。

（3）甘油保存羊膜　取下并将处理好的羊膜放入100%纯甘油瓶中，4 ℃冰箱保存，24 h后，无菌操作下，再移至另一个100%甘油瓶中，继续4 ℃冰箱保存。

(4)冻干羊膜　这种羊膜经γ射线消毒,能在室温下保存2年。此材料比较脆、韧性差、易撕裂,手术时可把植片直接贴在植床上而不用缝线固定。使用时,用无菌生理盐水冲洗羊膜,再放入1∶2 000庆大霉素溶液中,浸泡20～30 min后使用。

4.2.9.2 作用

(1)加快创面上皮化及愈合进程　动物实验及临床应用效果显示,羊膜覆盖创面后,上皮组织从创面周边的皮缘向内爬行,创面肉芽组织生长明显,生长速度明显较对照组快。

(2)减轻或消除创面疼痛　羊膜覆盖创面后,疼痛明显减轻或消失。应用羊膜代替表皮,可起到物理屏障作用。贴敷创面后,可以隔绝与外界的接触,减轻创面浅表神经暴露因冷热或机械性刺激引起的疼痛,还可减少水分蒸发,防止创面枯干。此外,羊膜细胞内含有丰富的次级溶酶体,能使炎症局部的肥大细胞分泌组胺潜在释放因子,通过使局部血管扩张改善局部的血流灌注,改善创面局部缺血状况,避免创面组织坏死引起的疼痛。同时羊膜内含有活性成分如神经营养因子和神经递质,能营养神经,促进神经纤维再生。

(3)保护创面,减少创面渗出　创面贴敷羊膜后,浆液性渗出减少,创面周围水肿减轻或消失,原色泽苍白的创面逐渐转为红润,羊膜逐渐形成干燥的羊膜痂,患者略有紧绷感,创面愈合后痂皮自行脱落,表面完整。

(4)抑制细菌生长,预防创面感染　Rejzek等通过实验观察到羊膜覆盖能抑制创面的细菌生长,其抑菌作用是同种异体皮的1 000倍,并认为羊膜对烧伤创面的抗感染能力主要是由于羊膜覆盖创面造成一个闭合环境,防止了细菌污染,同时使机体本身的防御能力得以在局部发挥最大的作用。

4.2.9.3 适应证

一般外科创面都可以使用。在烧伤领域中,浅表烧伤创面也可以使用灭菌人羊膜或者胎膜覆盖创面,起到保护创面的作用。

4.2.9.4 使用方法

首先要处理创面，如溃疡边缘瘢痕增生明显或有老化的肉芽组织应将其切除；创面肉芽水肿严重者，可采用3%～5%高渗盐水湿敷，消除肉芽水肿；创面感染严重者，可根据创面的细菌培养结果，选用有效的抗生素湿敷；对于骨外露面积较大者，可行骨钻孔或咬除部分骨皮质以利于肉芽生长。创面常规应用消毒液清洗，剪去坏死组织及水疱，用羊膜敷料覆盖，覆盖时不必区分胎儿面或绒毛膜面，但必须注意去除羊膜下积液或气泡，使羊膜与创面紧贴，羊膜边缘必须超出创缘。肢体环形处羊膜张力不要过大，否则干燥后紧缩，可影响肢体远端的血液循环。羊膜覆盖面部创面等不宜包扎部位予暴露治疗，其余创面用无菌敷料包扎，待24～48 h后去除敷料，行暴露治疗。

4.2.9.5 注意事项

注意事项：①羊膜因包含羊膜上皮细胞、羊膜活性成分及羊膜外基质等大量细胞及生物活性物质，故必须按照储存要求严格保存；②羊膜敷料价格较高，性价比不高；③羊膜质脆、易碎，不耐压且容易溶解，故在手术操作过程中动作要轻柔，避免羊膜敷料损伤；④羊膜属于同种异体组织，虽有较好生物相容性，但仍有免疫排斥或过敏反应可能，若出现过敏反应应立即停止使用。

4.2.10 异体皮结构敷料

异体皮是一种去表皮、脱细胞，有完整基底膜的无细胞、无细菌生长、无毒性、无刺激性、无免疫排斥反应的外观呈乳白色、有弹性、质地柔软、不断裂的新型组织材料，是目前临床提供的理想的"永久性"真皮替代材料（图4.9）。

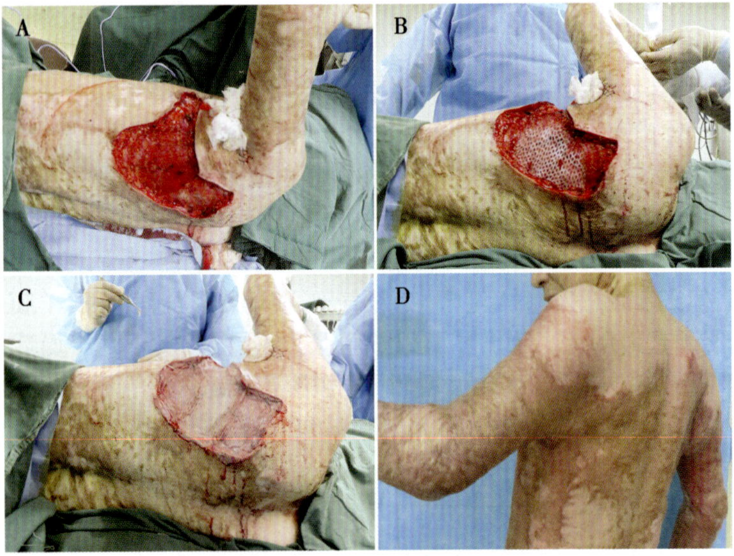

图4.9 异体皮结构敷料及临床应用

A. 创面清创后　B. 植上脱细胞异体真皮基质　C. 异体真皮基质表面植刃厚皮　D. 术后1个月复查

4.2.10.1 作用

异体皮完整地保留了细胞外基质的形态、结构和成分，可诱导具有再生能力的成纤维细胞、血管内皮细胞长入脱细胞异体真皮的框架内，同时也完整地保留了介于表皮层与真皮层之间的基底膜，对于细胞的生长、分化具有极为重要的作用。

动物实验和临床应用证实，异体真皮具有成活率高、愈合快、质地软、收缩率低、瘢痕轻、外观平整的良好效果，而且还保护、节省了自体皮源。脱细胞异体皮在临床使用覆盖创面，起到保护创面的作用，为下次植皮提供良好的条件，并且能够让创面肉芽组织快速生长。异体真皮可以作为真皮支架，在创面上移植脱细胞异体真皮基质，然后在其表面植皮，这样植皮效果更佳。但是异体皮有个缺点，就是价格昂贵，来源有限。

4.2.10.2 适应证

本产品为一种生物材料医用敷料，供医疗机构用于浅二度烧烫伤创面、供皮区创面、深度烧伤切痂创面、肉芽创面等创面的覆盖治疗。

4.2.10.3 使用方法

产品使用前检查，确认无菌包装无破损，创面常规消毒、清创、止血，取出产品，使用无菌盐水清洗，根据创面裁剪，然后覆盖于创面上，紧贴创面，常规包扎固定。

4.2.10.4 注意事项

异体皮在临床使用中应注意以下几个方面：①术前应根据细菌培养及药敏结果，给予敏感抗生素，避免术后感染，植皮失败；②尽量缩短异体皮复温后至移植到创面的时间，尽量保证皮片的活力；③创面应充分止血，并在异体皮上打孔，避免术后皮下血肿形成；④缝合要张力适中，适度加压包扎，不便包扎的部位一定要打包固定，并注意术后制动；⑤术后注意观察皮片存活情况以及有无皮下积血等，并给予相应妥善处理，保证皮片存活；⑥注意异体皮的妥善保存，最大程度保证其活性。

4.2.11 猪皮与青蛙皮

烧伤创面的早期覆盖物，最理想的是同种异体皮肤，但是由于同种异体皮肤来源紧张，储存技术要求高，易传播传染病，再加上价格昂贵，难以广泛应用。所以猪皮敷料就可以替代，猪皮与人类的生物相关性最为相近，有较高的组织同源性。我国有研究表明，猪皮在早期应用于深二度、三度烧伤切痂创面有一定的临床疗效，可以促进创面愈合，减轻创面疼痛，这是一种安全有效的创面覆盖物。目前临床上，猪皮敷料的使用非常普遍，效果也相当不错。这种猪皮敷料发展很有前景（图 4.10）。

青蛙皮也比较类似，但跟猪皮作用大相径庭。青蛙皮临床基本没有使用。

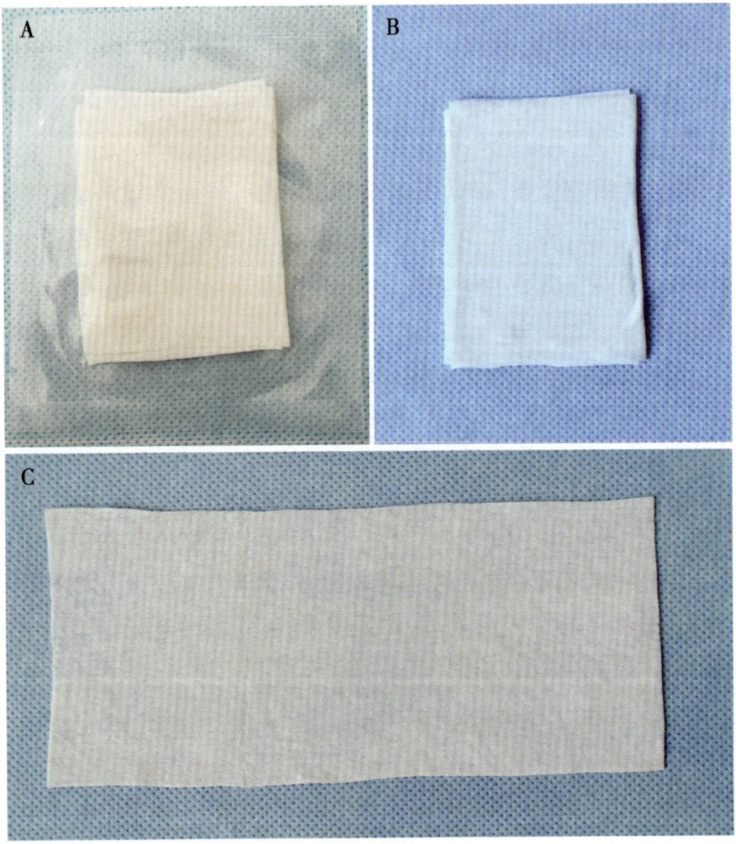

图4.10　猪皮形貌

A. 储存于培养液中的猪皮　B. 打开包装后的猪皮　C. 完全展开后的猪皮

4.2.11.1　作用

有利于间生组织的恢复及减轻疼痛和加速皮肤附属器形成的再生上皮过程，促进创面愈合。

4.2.11.2　适应证

二度或三度烧烫伤创面、供皮区创面、植皮区创面、肉芽创面等的覆盖治疗。

4.2.11.3 使用方法

产品使用前检查并确认无菌包装无破损；创面常规消毒、清创、止血；取出产品，使用无菌盐水清洗 3 遍，根据创面裁剪，然后覆盖于创面上，紧贴创面，不留空腔，常规包扎固定。

4.2.11.4 注意事项

猪皮与人类生物相关性最为相近，且在胶原组织结构及含量、黏附性、通气性等生物相关性方面与人皮肤组织相似，来源广泛、价格低廉，具有较好临床应用前景，但在应用中要注意以下几个方面：①猪皮可能携带一定病原菌，导致患者感染猪-人共患病的可能，故在选择生产厂家时一定要选择资质齐全、有安全保证的生产商，且要向患者及家属告知风险，并签订相关知情同意书；②猪皮抗感染能力弱，故禁用于坏死组织较多及感染较重的创面；③严重感染创面不能使用；④猪皮有较高抗原性，免疫排斥反应明显，若出现过敏反应应立即停止使用；⑤创面应充分止血，并在异体皮上打孔，避免术后皮下血肿形成；⑥缝合要张力适中，适度加压包扎，不便包扎的部位一定要打包固定，并注意术后制动。

4.2.12 胶原类与纤维蛋白类敷料

明胶是胶原蛋白的水解产物，是由氨基酸组成的高分子聚合物。目前，多采用静电纺丝技术制备成纳米纤维敷料或与其他材料复合成生物敷料。例如，明胶与醋酸纤维素共混采用静电纺丝法制备纳米纤维膜，表皮细胞在明胶与醋酸纤维素体积比为 75 : 25 的膜上增殖率高，因此适合作为细胞支架使用；明胶与醋酸纤维素体积比为 25 : 75 的膜，因其表皮细胞增殖率低而适合作为生物敷料；明胶与丝素蛋白体积比为 80 : 20 的双层膜可促进鼠成纤维细胞 L929 的黏附与增殖，而且能更快地缩小创面面积，促进上皮化及形成胶原。

胶原蛋白复合敷料主要由鱼鳞提取的胶原蛋白、纤维蛋白、硬皮豆提取物制备(图4.11)。因其质脆,力学性能差,故多用与其他材料交联的方法来改善其性能。这些材料通常为壳聚糖、海藻酸盐、透明质酸盐等。

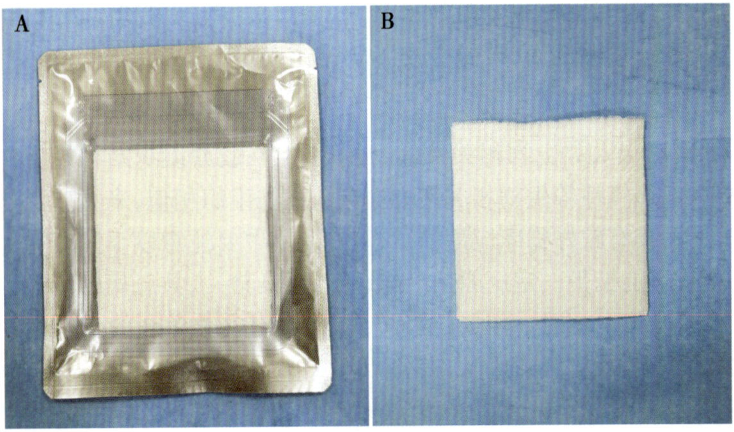

图4.11 胶原类和纤维蛋白类敷料

A.带包装的敷料 B.打开包装后的敷料

4.2.12.1 作用

明胶敷料可促进成纤维细胞的黏附与增殖,缩小创面面积,促进上皮化及形成胶原。细胞实验结果表明,此敷料无细胞毒性,具有良好的生物相容性,不会造成溶血,并具有止血功能。研究表明其应用于鼠创面模型可促进创面愈合,硬皮豆提取物能够通过抑制环氧合酶2,促进诱导型一氧化氮合酶活性,减少炎症发生,而且可促进胶原合成、下调基质金属蛋白酶,影响生长因子分泌,包括血管内皮生长因子(vascular endothelial growth factor,VEGF)、碱性成纤维细胞生长因子(basic fibroblast growth factor,bFGF)、成纤维细胞生长因子(fibroblast growth factor,FGF)、转化生长因子(tranforming growth factor,TGF),因此能够促进创面愈合。

4.2.12.2 适应证

适应证：①浅表烧伤创面；②有渗血、渗出物较多的创面（图4.12）。

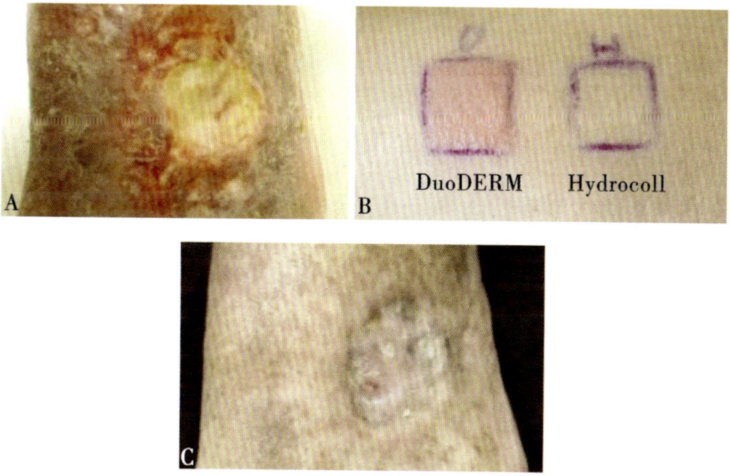

图4.12 脚踝慢性溃疡创面使用明胶敷料疗效观察

A. 患者脚踝慢性溃疡创面 B. 明胶敷料（DuoDERM、Hydrocoll）对皮肤创面没有任何刺激和不良反应 C. 慢性溃疡创面使用明胶敷料后的愈合情况

4.2.12.3 使用方法

将这类敷料直接紧贴在创面上，隔天更换1次，外层纱布常规包扎固定。可以随意裁剪。

4.2.12.4 注意事项

注意事项：①严重感染创面不能使用。②使用前创面应充分止血，避免术后皮下血肿形成。③大量渗出不利于敷料对创面的贴附，为防止敷料的周边与创面过早分离，敷料的周边应以透明型3M透气胶带固定，或打孔引流。④此类敷料多与创面表现出较好的黏附性，换药时应先观察敷料与创面贴附情况，如黏附过紧应先用生理盐水敷料润湿，再轻轻揭下，切忌强行去除造成创面损伤。

4.2.13 甲壳素类/壳聚糖类敷料

甲壳素和壳聚糖在医药和卫生材料方面的应用研究由来已久，有些研究成果已付诸实际应用，甚至已工业化生产。目前美国、日本等已经尝试将其应用于生物医学领域，如止血剂、治癌剂、抗高胆固醇等。

4.2.13.1 共同特性

(1)杀虫作用

1)杀灭寄生虫。许多温血动物容易感染蜱、螨等寄生虫。动物的寄生虫与细菌、病毒一样，也含有抗原物质，而甲壳素正好是这些寄生虫或某些细菌及真菌起到有效抑制作用。实验证明，把粉碎得很细的甲壳素用生理盐水配制后，给实验犬受蜱侵害的部位涂抹，数天之后，蜱全部被杀死，而且很快长出新毛。把壳聚糖溶于1%乙酸溶液中配成1%浓度的壳聚糖溶液，每天涂抹于成年猕猴被螨损害而发生皮炎的部位，连续3 d，就使顽固的皮炎治愈，10 d后就开始长出新毛。

2)提高对卫生害虫的杀灭效果。为了防治苍蝇、蚊子等卫生害虫，常用的防治手段之一是在门窗上使用滞留喷洒杀虫剂，但若经风吹、雨淋等，杀虫剂会逐渐流失，药效降低，持效期缩短。为此，使用大分子的壳聚糖作为缓释成膜剂，可在药物表面形成具有通透性的不溶于水的半透膜，从而延长杀虫剂的持效期，使灭蝇效果提高2倍多。

(2)抑菌作用　在烧伤患者发生铜绿假单胞菌、金黄色葡萄球菌和酿脓链球菌感染时，甲壳素和壳聚糖具有明显的抑菌作用，对于一般人体表皮存在的皮肤细菌如表皮葡萄球菌、肠细菌(如大肠埃希菌)和人体真菌(如热带白念珠菌)也是如此。我国南方人易患的“脚气病”也是一种真菌感染，如果用1%壳聚糖乙酸溶液涂抹，连续五六天，就能止痒并治愈。口腔溃疡为临床常见多发病之一，口服或肌内注射抗生素等方法治疗，疗效不够理想。洛美沙星为氟喹酮类抗菌药。李平等以壳聚糖、甘油、明胶为辅料制备的洛美沙星壳聚糖口腔溃疡膜,用于口腔溃疡的治疗,疗效可靠,无不良反应。

以壳聚糖为辅料研制的氧氟沙星壳聚糖滴眼液,经兔眼刺激性实验证实,该产品无刺激性,符合滴眼剂的有关质量要求。加入壳聚糖后,既增加了药液黏度,又可使药物在眼内的滞留时间延长,有望增加药物吸收,从而提高疗效。

口服或肌内注射抗菌药常用于治疗产科感染,由于病灶局部药物浓度低,疗效不理想。应用壳聚糖、明胶、甘油为基质制备的氟罗沙星壳聚糖阴道栓治疗,可避免肝首过作用和胃肠道生理关卡效应,能降低不良反应,提高生物利用度,增强疗效,而且有利于创伤组织的再生、修复和愈合。

(3)医用纤维和膜

1)手术缝合线。用甲壳素做原料可以制成外科手术缝合线,它的一个好处就是可以被有机体吸收而不用拆线,这是通过甲壳素被酶水解成单糖或寡糖而实现的。目前外科手术仍使用羊肠线,它的不足之处是缝合和打结不好操作,且容易产生抗原-抗体反应,创面愈合后必须拆线。壳聚糖纤维制成的缝合线,在预定时间内有很强的抗张强度,在血清、尿、胆汁、胰液中能保持良好的强度;缝合和打结操作性好;在体内有良好的适应性,尤其是经过一定时间,壳聚糖缝合线能被溶菌酶所酶解,从而被人体自行吸收,因此,当创面愈合后,不必再拆线。

2)医用纤维纸和膜。现在,外科手术常用纸代替纱布贴于人体组织表面。由植物纤维或合成纤维制成的纸容易引起炎症,而甲壳素有消炎作用,用甲壳素纤维造的纸既柔软又消炎,是理想的材料。另外可用壳聚糖纤维或甲壳素纤维制成无纺布,还可以将聚氨基酸溶液与甲壳素混合均匀后涂在平板玻璃上浸入凝固剂制成薄膜,同样用作医用材料。这种薄膜均匀、透明、手感柔软,具有良好的弹性和强度。

3)人工肾膜。壳聚糖具有足够的机械强度,可以透过尿素、肌酐等小分子有机物，但不透过 Na^{+}、K^{+}、Cl^{-}等无机离子及血清蛋白，透水性好，是一种理想的人工肾用膜。

4）人造皮肤。用壳聚糖或甲壳素造成的人造皮肤，柔软、舒适，与创面的贴合性好，既透气，又吸水，具有抑制疼痛和止血的功能，同时有抑菌消炎作用。随着创面慢慢愈合，自身皮肤生长，它能自行溶解被机体吸收，免除了揭除时流血多，从而减少了患者的痛苦。还能促进皮肤的再生，对治疗高热创伤特别有效。

（4）药物载体　近年来，药理学的一个热门课题就是采用新材料、新工艺制造缓释药物和定向输送药物。现在市场上已出现这类新剂型的药物。甲壳素和其衍生物也是颇受青睐的载体材料，因为它们能使人体内的溶菌酶分解，分解产物不会给人的健康带来任何妨害，这是合成高分子和一些天然高分子所无法比拟的。此外，将壳聚糖用作药物的载体和运输工具，控制壳聚糖在体内的酶水解速度，就可控制药物的释放速度。

1）缓释膜。经研究证实，分子量低于2 900的化合物可以透过壳聚糖膜，作为分子量更低的药物，更能顺利地透过此膜，这是壳聚糖或甲壳素可作为药物缓释膜的基础。许多药物可以制成甲壳素衍生物的缓释膜，例如抗菌类的四环素、新霉素和杆菌肽，抗病毒类的碘苷，抗过敏性的马来酸氯苯那敏（氯曲米通），抗炎类的氢化可的松等。

2）缓释凝胶。缓释凝胶是在制备过程中直接用干燥的方法排除溶剂，最后形成凝胶，药物被包埋在其中。它们被植入体内后呈蚀解式的缓释，即表层高分子材料吸水膨胀和形成凝胶，使水分不能很快进入内部溶解药物，只有当水分能进入内部后，才有药物慢慢溶出，直至药物释放完全为止。

3）缓释胶囊。缓释胶囊既不同于常见的明胶硬胶囊药物，也不同于微胶囊药物，它是由高分子材料制成的中空纤维或膜内装填药物，药物通过该中空纤维或膜的壁恒定地向外扩散，并在相当长的时间内维持恒定的释药速度。甲壳素或壳聚糖作为这种载体的一个突出好处是药物释放尽后，载体会被人体内的溶菌酶分解并能够完全被组织吸收。用它制成的中空纤维或薄膜是一种很好的缓释胶囊材料。

(5)抗癌作用　壳聚糖具有直接抑制肿瘤细胞的作用。在含有 1×10^5 癌细胞的溶液中,加入 500 mg/L 壳聚糖溶液,24 h 后癌细胞全部死亡。但甲壳素不能直接抑制癌细胞,必须通过活化免疫系统才能发挥抑制癌细胞的作用。

(6)凝血剂和抗凝血剂　壳聚糖本身有很强的凝血作用,可以将其硫酸化后,变成肝素类似物而具有抗凝血作用。高黏度壳聚糖溶液的使用效果要比明胶海绵好,还能防止感染。用粉末壳聚糖或壳聚糖溶液处理医用纱布,能制得止血纱布。涤纶人工血管经壳聚糖溶液浸渍过植入人体后,很快就会形成凝血层,减少了血液的损失和患者的痛苦。

(7)眼科材料　甲壳素和壳聚糖可以制作接触镜片(即隐形眼镜)和接触镜片的清洗液,还可制作人造眼泪和消炎眼药膏。壳聚糖制作带色接触镜片,颜色持久。

4.2.13.2 化学结构

甲壳素的化学结构和植物纤维素非常相似,都是六碳糖的多聚体,分子量都在 100 万以上。纤维素的基本单位是葡萄糖,它是由 300～2 500 个葡萄糖残基通过 β-1,4 糖苷键连接而成的聚合物。甲壳素的基本单位是乙酰葡萄糖胺,它是由 1 000～3 000 个乙酰葡萄糖胺残基通过 β-1,4 糖苷键相互连接而成的聚合物(图 4.13)。

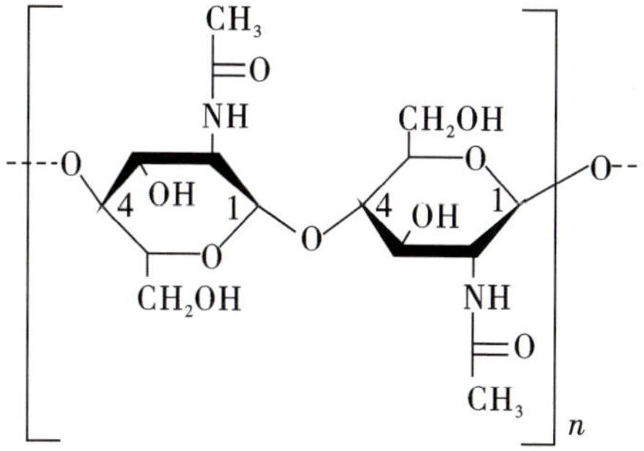

图 4.13　甲壳素的化学结构

甲壳素是由 *N*-乙酰-2-氨基-2-脱氧-D-葡萄糖以 β-1,4 糖苷键形式连接而成的天然多糖,广泛存在于蟹、虾和昆虫的外壳及藻类、菌类的细胞壁中,是自然界生物合成量仅次于纤维素的天然高分子化合物。甲壳素是类似纤维素的生物聚合物,是许多低等动物,特别是节肢类动物(如昆虫、甲壳类动物等)外壳的主要成分,主要以无机盐(主要是碳酸钙)及蛋白质结合形式存在,其中尤以虾蟹壳中的含量最高,在虾壳中含 20% ~25%,在蟹壳中含 17% ~18%。将虾或蟹壳在常温下用稀盐酸脱钙,再用热的稀碱除去蛋白质,剩下的不溶物就是甲壳素。将甲壳素用浓碱加热处理,脱去乙酰基就得到壳聚糖。

壳聚糖的主要质量指标是黏度及氨基含量。在制备壳聚糖过程中,用稀盐酸分解虾蟹壳无机盐的同时,壳聚糖的主链也会发生不同程度的水解,因此在分解无机盐的过程中盐酸的浓度、处理时间及温度对壳聚糖制品的黏度、氨基含量均有影响。壳聚糖的黏度通常随着盐酸浓度的增加、反应时间的延长而降低。因此为了获得较高黏度及氨基含量的壳聚糖制品,通常控制盐酸浓度为 5% ~10%,温度控制在 25 ℃左右,尽量缩短反应时间。甲壳素脱乙酰基反应通常在 100 ~180 ℃、40% ~60% 的氢氧化钠溶液中进行。当氢氧化钠浓度低于 30% 时,无论反应温度多高、反应时间多长,乙酰基脱除率也只在 50% 左右。而当氢氧化钠浓度一定时,脱乙酰化反应速度随着温度的升高而加快,例如当氢氧化钠浓度为 50% 时,反应温度为 140 ℃,20 min,乙酰基脱除率在 85% 左右,而在 25 ℃时则需 24 h 左右。甲壳素在热浓碱作用下,主要反应是乙酰胺水解脱除乙酰基,同时也发生主链的水解降解副反应,因此必须严格控制反应时间。

壳聚糖是甲壳素的脱乙酰产物,也是迄今所发现的唯一天然碱性多糖(图 4.14)。与甲壳素相比,壳聚糖中有大量的氨基存在,其溶解性更好,化学改性的反应条件也较温和。采用壳聚糖及其衍生物与其他高分子聚合物、纳米粒子共混制备的生物敷料是壳聚糖敷料研究的重要方向。壳聚糖敷料具有良好的生物相容性、生物可降解性和生物学功能。它的外观柔软，具有很强的亲水性，能迅速吸收创面表面的渗出液，形成柔软的水凝胶状，为创面提供一个良好的湿润环境。

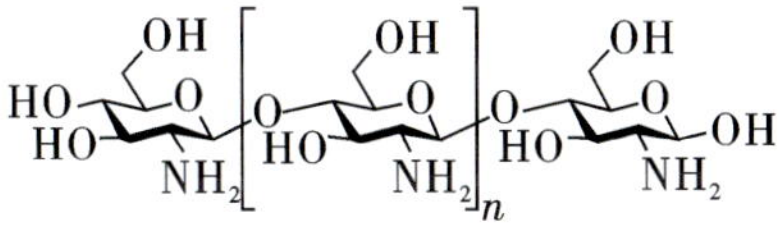

图 4.14　壳聚糖的化学结构

制备壳聚糖的主要原料来源于水产加工厂废弃的虾壳和蟹壳，其主要成分有碳酸钙、蛋白质和甲壳素(20%左右)。由虾、蟹壳制备壳聚糖的过程实际上就是脱钙、去蛋白质、脱色和脱乙酸的过程。目前国内外制备壳聚糖的方法包括酸碱法、酶法、氧化降解法及机械加工法。酸碱法是利用稀盐酸将难溶的碳酸钙转化为可溶性的氯化钙而随溶液分出，再用稀碱将蛋白质溶出，再经过脱色及水洗、干燥等过程即可得到甲壳素，然后通过脱乙酰化反应，可使甲壳素脱去分子中的乙酰基，转变为壳聚糖。酶法则是利用乙二胺脱钙、用酶去蛋白质的过程。氧化降解法是以过氧化氢为氧化剂进行降解壳聚糖，具有成本低、降解速度相对较快、无毒、无副产物，并在酸、碱和中性条件下都可得到低分子量壳聚糖，易实现工业化。机械加工法则是将精选的虾、蟹壳进行干燥、压碎、研磨、分选、精筛等的过程。

最常用的方法是酸碱法，但此法仍存在许多问题，如酸碱性过强、降解速度慢、降解产物聚合度低、产物纯化难、生产成本高等。酸碱法制备壳聚糖的具体步骤如下：①原料预处理。首先将虾壳、蟹壳的肉质、污物等杂质去除，用水洗净，然后干燥。②酸浸，去除原料中的无机盐。将预处理后的虾、蟹壳置于5%稀盐酸中室温下浸泡2 h，然后过滤、水洗至中性。③消化，去除原料中蛋白质和脂肪。将酸浸后的虾、蟹壳置于10%的氢氧化钠溶液中煮沸2 h，然后过滤、水洗至中性，干燥后即得甲壳素。④脱色，有3种方法。日晒脱色，保持微酸湿润条件下，在阳光（紫外线）作用下用空气中的氧气进行漂白；采用高锰酸钾、亚硫酸氢钠等进行氯化脱色；也可用有机溶剂如丙酮抽提除去色泽。⑤脱乙酰基。将甲壳素置于45%～50%氢氧化钠溶液中，在100～110 ℃水解4 h，然后过滤、水洗至中性，干燥得到壳聚糖。

4.2.13.3 作用机制

（1）促进愈合　促进与创面愈合相关细胞的生长，如促进正常成纤维细胞、上皮细胞和角质细胞的生长；促进巨噬细胞产生有助于创面愈合的活性因子，从而促进创面愈合；促进皮肤创伤组织的微血管再生，改善血液循环，从而加速创面愈合。壳聚糖敷料与细胞质中黏多糖类基质的分子结构相近，细胞相容性好，为皮肤细胞的生长提供了有利的环境，有利于创面愈合。

（2）止血　壳聚糖是自然界唯一的一种阳性离子碱性多糖，与红细胞表面的阴离子作用，产生红细胞聚集。此外，壳聚糖的氨基有吸附脂质的能力，而红细胞细胞膜上的脂质比重较大，通过壳聚糖的氨基与细胞膜上脂质的吸附，促进其聚集，达到止血目的。同时壳聚糖还能促进血小板中血小板衍生生长因子-AB（platelet derived growth factor-AB，PDGF-AB）和转化生长因子-β_1（transforming growth factor-β_1，TGF-β_1）表达，最终达到促进血小板黏附与聚集目的。

（3）吸湿保湿性　富含氨基和羟基的壳聚糖敷料是具有高亲水性的天然物质，并且其电荷、极性基密度大，从而具有超强的保湿能力。

（4）镇痛　壳聚糖可以吸收创面中导致疼痛的炎症物质血液舒缓激肽，从而起到镇痛作用。

（5）抑制瘢痕增生　壳聚糖可以通过促进上皮细胞生长、抑制不正常成纤维细胞的过度生长来阻止瘢痕的形成。目前将壳聚糖与胶原蛋白、海藻酸钠、纤维素等复合制备的多种壳聚糖敷料逐步被患者接受。

4.2.13.4 使用方法

创面经清创、消毒处理后，将本品覆盖在损伤创面，轻轻按压，必要时按常规方法进行包扎。对面积较大的创面，可用多块产品对接湿敷，完全覆盖。

4.2.13.5 注意事项

注意事项：①本品仅供外用；②使用本品时若发生局部刺激或过敏反应，用清水冲洗，停止使用后症状即可消失；③本品不宜与碱性或阴离子外用品同时使用；④本品经^{60}Co辐射灭菌，包装破损或超过有效期限请勿使用；⑤对本品过敏者禁用，过敏体质者慎用；⑥请将本品放在儿童不能触及的地方；⑦儿童必须在成人监护下使用。

4.2.14 动物毛敷料

目前动物毛敷料在临床上不被完全认可和使用，这类敷料还有待于研究和开发。

4.2.15 硅胶类敷料

硅酮是一种高分子有机化合物，它在人体的应用已有40年历史。该材料无毒、无刺激性、无抗原性、无致癌致畸性，并且有很好的生物相容性，尤其是1982年Perkins等发现硅酮有防治瘢痕增生的独特作用后，更是引起了人们的广泛重视。许多学者认为水潴留作用在硅酮的作用机制中起着十分重要的作用，硅酮能阻挡瘢痕表面水蒸气蒸发，起到一种类似皮肤角质层的作用。由于减弱了水分通透性，从而减少了瘢痕对毛细血管的需要，这样抑制了毛细血管的增生，减少了胶原的沉积，从而达到控制瘢痕增生的目的。应用硅酮后皮肤角质层含水量增加，发生水化作用，使瘢痕内水溶性蛋白及许多低分子量的水溶性产生混合物通透性增加，向瘢痕表面扩散，这样间质内水溶性产物减少；流体压力下降，瘢痕变软成熟。

医用硅胶是美容外科中应用相当广泛的生物材料，有多种形态，如液态硅胶油、胶冻样硅胶、泡沫状硅胶海绵及弹性固体硅橡胶等，目前应用较多的是固体硅橡胶。硅橡胶具有良好的生物相容性，对人体组织无刺激性、无毒性，无过敏反应，机体排异反应极少，具有良好的理化特性，与体液以及组织接触过程中能保持其原有的弹性和柔软度，不被降解，是一种相当稳定的惰性物质；能耐高温，可消毒；加工成型方便，易加工雕刻形状，使用方便。

4.2.15.1 国外开发应用

医用硅胶的医用特性发现于 1945 年。进入 20 世纪 60 年代，国外相继出现了不少有关医用硅胶作为人体植入材料和医疗制品应用的报道。特别是医用硅胶在心脏起搏器、心脏瓣膜中的应用，不仅使成千上万的患者获得了新生，而且也为其他医用制品的开发起到了很大的促进作用。20 世纪六七十年代，国外已有许多医用硅橡胶制品（硅橡胶乳房、指关节、眼眶底托、气管插管、耳郭、脑积水引流管、腹膜透析管、带气囊分道导管、导尿管等）投入了临床应用。

4.2.15.2 国内发展

我国对医用硅橡胶制品的研发和应用始于 20 世纪 60 年代，但大量的基础研究及产品试制工作还是在 70 年代后进行的。特别是近几十年来，医用硅胶作为生物适应性材料的研究已取得了很大的进展，并且有许多功能化、系列化的医用硅橡胶制品投入了临床应用。

4.2.15.3 硅胶的特性

（1）固体型医用硅橡胶　可以代替骨或者软骨作为组织充填或支架材料，因此可制成人工关节、人工肌腱来修复四肢关节及肌腱的缺损。整形材料多用作修复面部、耳部、鼻部等处畸形缺损的材料。

（2）泡沫型医用硅橡胶　可以代替人体的脂肪组织，修复人体面部皮下组织缺损畸形，如半侧面部萎缩症。

(3)薄膜型医用硅橡胶　可用作腱鞘的代用品;肠外瘘内堵片亦由本型硅胶制成,其作用是在肠腔内将肠瘘封闭,不使肠液外漏,保持肠道的通畅,恢复肠道营养,减少并发症,简化了肠瘘的治疗。

(4)液态型医用硅橡胶　又称硅油,为一种低黏度的透明液体,利用粗注射针头将硅油注射至颅面部凹陷畸形部位,使用方便,可以塑形,不用住院,可在门诊治疗。此外在临床上利用医用硅橡胶制成脑积水引流装置,治疗脑积水病;制成球形人造心脏瓣膜,代替损坏的心脏二尖瓣膜;至于硅胶避孕环更具有安全、方便、可靠、长效等优点;硅胶静脉导管、胃管、导尿管等具有损伤轻、刺激小、可长期插在人体有关部位等优点,在临床上已得到了广泛应用。

4.2.15.4　在医疗行业的应用

首先,硅橡胶是一种性能很优良的高分子医用材料,作为医疗用人工材料,它的成本比较低,实用性强,不容易出现排斥反应,对人的身体无任何危害,生物适应能力好,不与人体的毛细血管发生粘贴。

其次,硅橡胶制品有着很好的医用特性,无色、无毒,耐高温、耐氧化,柔软性、透明性高。通过硅橡胶制品可以解决不少的医疗难题,满足患者的医疗需要。

另外,它具有凝血性能;毒性实验结果符合医用要求;临床应用中生物相容性好,无致畸作用,无过敏反应;具有优良的韧性和弹性,加工性能好,加工方式多样,是制作各种医用弹性体制品的首选材料;具有优异的耐磨性、软触感、耐湿性、耐多种化学药品性能。

最后,硅橡胶制品还可以制作人工心脏瓣膜、人工肺、骨黏合剂、人工皮肤、烧伤敷料、心脏起搏器绝缘线、缝线、各种夹板、导液管、移植血管、气管、齿科材料、插入材料、计划生育用品。目前,临床上硅胶类敷料也有应用,对瘢痕增生有一定作用。代表产品是美皮护自粘性硅酮瘢痕护理敷料(图 4.15)。

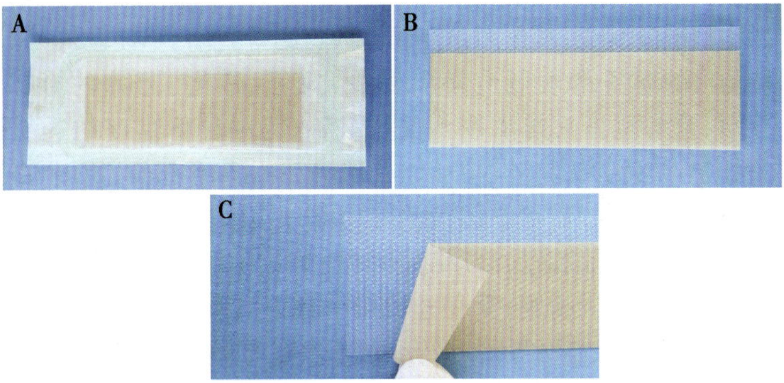

图 4.15　医用硅橡胶制品

A. 带包装的医用硅胶制品　B. 打开包装后的医用硅胶制品　C. 将医用硅胶制品从固定支架上撕开备用

4.2.15.5　适应证

手术、外伤、瘢痕增生、瘢痕疙瘩、剖宫产瘢痕。

4.2.15.6　主要作用

(1) 水潴留作用　水潴留作用对于新愈合创面,可以阻挡瘢痕表面水蒸气蒸发,起到一种类似皮肤角质层的作用。由于减少了水分通透性,从而减少了瘢痕对毛细血管的需要,这样抑制了毛细血管的增生,减少了胶原的沉积,从而达到控制瘢痕增生的目的。

(2) 水化作用　对于旧瘢痕,使用后皮肤角质层含水量增加,发生水化作用(也称水合作用),使瘢痕内水溶性蛋白及许多低分子量的水溶性炎性混合物通透性增加,向瘢痕表面扩散,这样间质内水溶性产物减少,流体压力下降,瘢痕变软成熟。

实验显示,局部使用硅胶有利于增生性瘢痕和瘢痕疙瘩的消除。根据瘢痕组织状况的不同,陈旧瘢痕的治疗周期为 3 个月至 1 年,甚至更长时间[最好 24 h 粘贴美皮护,建议每天揭除美皮护 1 次(例如洗澡时取下,以便检查和冲洗皮肤)]。预防性使用时,应根据瘢痕的状况使用美皮护 2 ~ 6 个月。

美皮护的优点:①将更换时的疼痛和损伤减至最低;②无须其他固定措施;③美皮护纤薄、有弹性,且接近肤色;④可每天日常贴用;⑤可重复使用,一片美皮护可使用数天。

4.2.15.7 注意事项

若出现浸渍或皮疹,应揭除敷料,至症状消失、皮肤复原后,再继续治疗,逐渐增加治疗时间;若症状持续,则应停止使用,并向医帅咨询;产品确保无菌,除非内包装受损或在使用前已打开;请勿再次灭菌。

4.2.16 石墨碳纤维类敷料

石墨纤维属于碳纤维,是含碳量高于99%的碳纤维,因碳化温度高(2 000 ℃以上)而形成石墨纤维。石墨纤维,用作高温绝缘辐射屏罩、先进复合材料增强剂和功能复合材料。

4.2.16.1 作用

碳纤维敷料是一种新型医用高分子材料,含有活性炭,具有强吸附力,使得敷料接触创面时,可有效吸附创面分泌物,保持创面干燥、清洁,破坏了致病微生物生长繁殖的环境,并且阻止致病微生物在创面定植,使创面在与外部隔离的状态下干燥收敛,这保证了敷料在创面上稳定,同时减少了换药过程中对新生上皮的损伤和对创面的疼痛刺激。其特点是无细胞毒性、无刺激、无致敏,质地细腻、柔软。

归纳起来,碳纤维敷料具有以下几方面的优势,从而保证了组织损伤后修复过程的快速实现。

(1)吸收容量大　吸收容量的大小是评判碳纤维敷料最重要的指标。它是由特殊工艺合成的含纳米生物相容剂的高分子活性碳纤维加工而成,呈黑色、片状,无毒性、无刺激、无致敏,质地细腻、柔软,透气性好,易贴敷创面,以往对其使用仅限于二度及以上烧伤创面,现在将其用于供皮区,扩大了这种新型材料的应用范围,患者感觉舒适,痛苦较小且治疗周期短,费用低廉,效果肯定。

(2)抗炎作用　碳纤维敷料用于取皮创面,未见分泌物增多及创面周围红肿等感染现象。据报道,应用碳纤维敷料的创面结痂下细菌定量及创面组织炎症细胞浸润均明显减少。

(3)促进创面愈合　与单纯应用油性纱布比较,碳纤维敷料对新鲜供皮区创面有加速创面愈合的作用。碳纤维敷料加速创面愈合可能有以下几方面原因:①促进炎症消退,减轻水肿,防止创面加深;②碳纤维敷料吸附能力强,使创面清洁、干燥,防止细菌感染;③保护创面微湿环境,利于上皮再生,促进创面修复。

以往对于碳纤维敷料的应用多为处理烧伤创面,较为单一,相关文献表明将碳纤维敷料应用于供皮区既充分利用了碳纤维敷料吸附性强、抗炎、减少渗出、止痛及黏附性好的优点,又避免了因碳纤维敷料黏附性强带来的敷料贴敷创面后,不易自行脱落,换药时需要湿敷的矛盾,值得临床推广及应用(图4.16)。

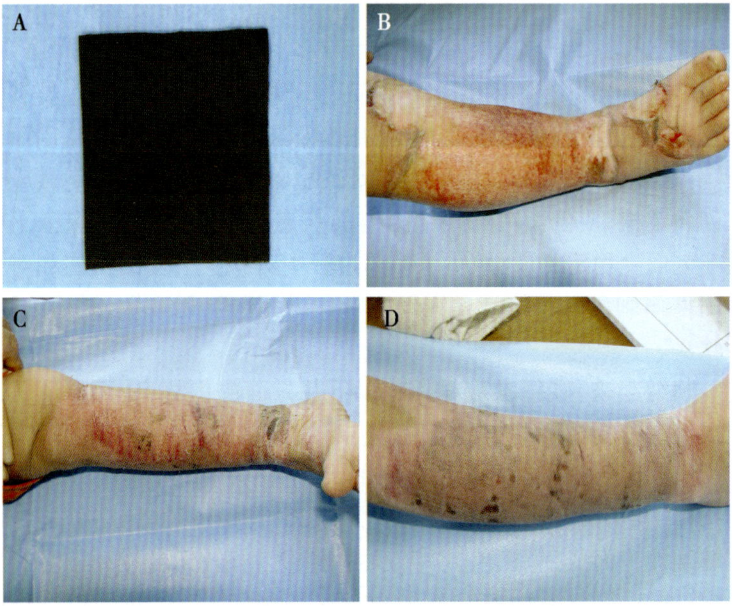

图4.16　碳纤维敷料的临床应用

A. 碳纤维敷料形貌　B. 热液烫伤2 h后创面　C. 碳纤维敷料覆盖创面后8 d　D. 碳纤维敷料覆盖创面后14 d

4.2.16.2 适应证

石墨碳纤维敷料适用于二度烧伤烫伤创面。目前临床上适用范围比较广，同时适用于外伤、手术患者，尤其适用于烧伤、烫伤患者的辅助治疗。

4.2.16.3 使用方法

打开包装直接将敷料贴于创面或者清创后的创面，24 h 更换1次，仅供一次性使用。

4.2.16.4 注意事项

注意事项：①本产品属于外用敷料，严禁内服，仅供一次性使用；②碳纤维敷料因具有很强吸水能力，保存过程中应注意防潮、防晒；③碳纤维敷料与创面黏附性强，敷料贴敷创面后，不易自行脱落，虽不具占位性，但换药时需要湿敷，严禁暴力去除，以免造成创面损伤；④使用碳纤维敷料后，创面易遗留黑色物质沉着，虽不影响创面愈合，但是外观欠佳，故换药时应在湿敷后多次清洗，以去除残留。

（唐　龙　边永钎）

天然材料敷料
在创面治疗中
的应用前景

5 高分子合成材料先进敷料

5.1 合成材料与医用敷料的概念及历史

5.1.1 合成材料的概念及发展历史

合成材料又称人造材料，是人工将不同物质经化学方法或聚合作用加工而成的材料，主要是通过化学合成将小分子有机物如烯烃等合成大分子聚合物。利用人工合成材料制成的用于医用的敷料称为合成材料医用敷料。医用敷料的发展历史与人工合成材料的发展密不可分，随着人工合成材料“从无到有”、种类及性能的不断丰富，合成材料医用敷料也经历了“从无到有”、品种繁多、用途多样的历史发展过程。近年来随着人工合成材料、智能材料、纳米材料等高精技术的飞速发展，不断应用于各个行业，理所当然地催生了多种新型、科技含量更高的合成材料医用敷料，并且成为未来合成材料敷料的发展方向。

合成材料的历史只有短短一百多年，却经历了丰富多彩的发展过程。1869 年，美国化学家海厄特(John Wesley Hyatt，1837—1920 年)通过天然的纤维素加工获得了人类第一种高分子合成材料，并命名为“赛璐珞”。3 年后，第一个生产赛璐珞的工厂在美国建成投产，标志着塑料工业的开始。1907 年美国化学家贝克兰(Leo Hendrik Baekeland，1863—1944 年)完全由人工合成出了高分子酚醛树脂，拉开了人类应用合成高分子材料的序幕。1915 年，为了摆脱对天然橡胶的依赖，德国用二甲基丁二烯制造合成橡胶，在世界上首先实现了合成橡胶的工业化生产。自 1929 年开始，美国科学家卡罗瑟斯(Wallace Hume Carothers，1896—1937 年)研究了一系列的缩合反应，验证并发展了大分子理论，促成了“尼龙-66”的问世。随后，聚甲基丙烯酸甲酯、聚苯乙烯、聚氯乙烯、脲醛树脂、聚硫橡胶、氯丁橡胶……形形色色合成高分子材料相继问世，迎来了现代高分子化学的蓬勃发展时代。

高分子合成材料自问世以来发展迅猛，到目前为止人类已经合成了成千上万种自然界从未有过的物质，有机高分子合成材料的生产已经成为20世纪以来高分子合成材料发展最快的材料之一。高分子合成材料的发展已经超过钢铁、水泥和木材这传统的三大基本材料。涉及领域广泛，包括塑料、橡胶、纤维、薄膜、胶黏剂和涂料等许多种类，其中塑料、合成橡胶和合成纤维被称为现代三大高分子材料。它们质地轻巧、原料丰富、加工方便、性能良好、用途广泛。它们与人类日常生活的各个方面密不可分，当然也包括医药行业，大大提高了国民的生活水平。

合成材料应用于医学敷料的领域仅有几十年的历史。20世纪五六十年代非织造布发展应用越来越广泛，一些纤维如黏胶纤维由于价格比棉纤维便宜，被广泛地应用于医学敷料，由此合成纤维敷料迅速发展。1974年全球第一块商业密闭性敷料安舒妥（英国施乐辉公司）诞生；1983年第一代保湿性水胶体敷料DuoDERM（美国施贵宝ConvaTec公司）被应用于慢性创面护理。20世纪90年代以生物材料、银抗微生物材料、高分子材料、复合材料和人工原料合成的保湿敷料、新型敷料或者现代敷料开始诞生并迅速发展。

5.1.2 合成材料敷料的市场需求及前景

随着经济水平提高，居民医疗保健意识的增强，以及人口老龄化等因素的影响，世界范围内医用敷料的市场需求不断增长。2013—2015年，全球创面护理类医用敷料市场的销售额为110亿~120亿美元。中国国内市场创面护理类医用敷料的销售收入，由2013年的85.33亿元增长至2015年的111.19亿元。并且从市场趋势分析，2020年我国创面护理类医用敷料行业的国内市场规模可达214.70亿元，复合增长率为14.07%。

新型敷料具有减轻换药痛苦、缩短愈合时间、减少换药次数、降低医务人员的劳动强度、降低综合治疗成本、换药操作简便易行等优点。新型敷料的市场占有率不断提高。2015 年,新型敷料在全球的占比达到 58.94%,在发达地区的占比达 80% 以上。而国内新型合成材料占医用敷料的市场份额为 40% 左右。并且合成材料敷料的市场比率不断增加,合成材料市场前景广阔,发展提升空间较大。

5.1.3 合成材料敷料的一般性特点

在介绍人工合成材料敷料的特点之前,我们必须明确传统敷料的特点和理想敷料应具备的条件和特点。因为只有明确知道理想敷料的特点,才能确定合成材料敷料所要达到的目标,才能更明确各类合成敷料存在的不足,才能明了发展的方向。

理想敷料能够为创面愈合创造理想的愈合环境,从而使创面能够尽快愈合,同时减少创面感染、渗出等并发症的出现。那么什么样的环境是创面愈合的最佳环境呢? 1962 年伦敦大学的 Winter 博士提出创面湿性愈合环境的理论,在湿润环境下创面愈合速度比干性加速近 1 倍,并通过动物实验证实这一理论。随后"湿性创面愈合"观念逐渐被广泛接受。理想的敷料首先应该具备的特点是"保湿"。合成敷料的发明一度使临床医师认为寻找到了理想敷料。其中首要的原因就是合成敷料的"保湿"特点,可以满足创面愈合的湿性环境,但是随着临床的应用,发现最初的合成敷料还存在诸多不足,与理想中的敷料还存在差距。

随着生物、生理、手术、护理以及经济等多方面研究的深入,Morison 在 1992 年提出了"理想敷料"的概念。"理想敷料"应具备以下几个特点或者功能:①吸收渗液的同时能保持创面湿润,防止痂皮形成;②不粘连新生成的肉芽组织或者表皮,更换时舒适无痛;③保温、无毒性、不过敏;④有利于纤维蛋白及坏死组织的溶解,减少敷料的更换次数,可以透气透氧,可促进血管新生以及各种生长因子发挥活性作用;⑤缓解创面的疼痛,减少瘢痕的形成;⑥可形成封闭的微环境，具有抗菌作用；⑦材料容易取得，物美价廉。合成敷料的研发也是随着这些理论的提出不断改善，形成现在的合成敷料。根据创面的不同需要和理论侧重，设计出了不同合成材料、不同规格的合成敷料，种类、品种繁多。但总结起来现在合成材料以理想敷料标准为依据，具有共同的特点。

（1）保湿性　合成材料与传统材料相比较，最突出的特点为"保湿"特性。这与人工合成高分子材料的物理属性密切相关。目前可作为敷料的合成分子材料主要有聚氨酯、聚乙烯醇、聚丙烯酰胺、聚乙烯、聚丙烯腈、聚乙内酯、聚乳酸、聚四氟乙烯、增塑聚氯乙烯、硅橡胶、多氨基甲酸乙酯和硅氧烷弹性体等，这些人工合成材料除了具有医用材料必须具备的无毒性、组织相容性好等特点外，均具有良好的保湿特性。目前常见的合成医用敷料基本上均采用外层复合高分子疏水材料薄膜的设计，这种设计的目的是有效锁住敷料内层的水分，防止创面水分流失，在创面局部形成湿性环境。

（2）密闭性　合成敷料大多都设计成自黏密闭型。这一设计的目的，一方面更方便敷料的使用，无须外层固定，更贴合创面；另一方面可在创面形成相对密闭环境，更好地保持创面湿性环境；更重要的是密闭环境可阻止细菌等的侵入，减少创面的二次污染。目前合成敷料大多数内层复合合成医用胶，敷料整体可黏附在创面上。但这一设计的缺点在于更换敷料时，有些合成敷料会出现创面的黏附性，不容易分离，增加患者痛苦。随后的合成敷料为了避免这种现象的出现，设计成敷料四周复合一定宽度的医用胶，使敷料周围与正常皮肤黏合，敷料中心不会与创面发生粘连。

（3）吸水性　敷料的作用除了保护创面外，另一作用就是吸收创面渗液。合成材料根据材料的不同，吸水性差别非常大。如聚氨酯、聚乙烯等合成材料，材料本身吸水性几乎为零。为了克服这一缺点，该类合成材料被用作敷料的外膜，或者改变物理结构制作成多孔、多层的泡沫结构，这样可大大提高其吸收渗液的能力，吸收率为 1 000% ~1 500% 。而另一些合成材料本身具有较强的吸水能力，如羧甲基纤维素，可吸收的水分量达到自身体积 12 倍之多，被用于水凝胶等敷料的合成材料。

(4)柔韧性　合成材料用于医用敷料时必须考虑材料的强度和柔韧性等物理特性。材料的强度是合成材料一般都能满足的物理特性,这是由合成材料天然的物理特性所决定的。但是各材料的柔韧性不尽相同,而柔韧性是决定敷料与创面贴合度、舒适度的重要指标。也正因为如此合成敷料一般都具有柔韧性的特征,可提高敷料包扎的舒适性,有些敷料可以达到良好的贴合性,实现可穿戴目的。患者使用此敷料基本不影响正常生活,甚至可以运动、洗澡等。

可用于医用敷料制作的合成材料非常多,每种合成材料都具有不同的特点,因此总结、归纳合成敷料的共同特点确实是一项比较困难的工作。但是可以明确的是,合成材料的选择、敷料的设计等都是对照“理想敷料”的目标不断完善的,在这个过程中有些合成材料会被淘汰,而一些新型合成材料会被应用,形成新型合成敷料,这类敷料不断与理想敷料的目标接近,也具有理想敷料所具备的共同特点。

5.2 合成材料敷料的分类及临床应用

因为用于敷料生产的合成材料种类繁多,对其合理的分类工作很难。目前常用的分类方法主要根据其物理性状及临床适应证给予分类,主要包括薄膜类敷料、泡沫类敷料、水胶体类敷料、水凝胶类敷料等几大类。各类之间因其不同的物理特性,适应证不尽相同。种类内因材料的化学、物理特性差别,适应证也有所差别。

5.2.1 薄膜类敷料

薄膜类敷料也称为透明敷料,由多分子聚合医用薄膜和脱敏医用黏胶压制而成。制成薄膜的材料大多是一些透明的高分子弹性材料,如聚乙烯、聚丙乙烯、聚氨酯、聚乳酸等。由于这些合成材料本身的物理特性差异,制成的薄膜类敷料具有不同的特点。其中聚氨酯类材料制备的薄膜类敷料柔软度好、透明性高,而且具有弹性、透气性,是目前制作薄膜类敷料的良好材料(图5.1)。

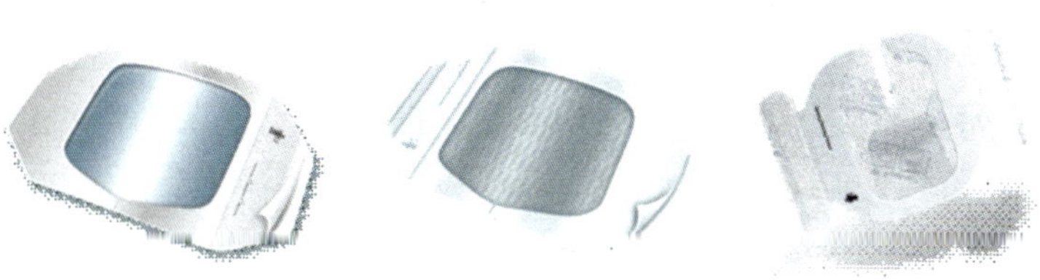

A　　B　　C

图5.1　薄膜类敷料

A、B. 基本型薄膜类敷料　C. 舒适稳固型薄膜类敷料

这类敷料的突出特点是"薄而透明",敷料厚度小于1 mm,结合内层脱敏医用胶的使用,能够与创面很好贴敷;同时因为"薄",且用于薄膜类敷料的高分子材料多为无色透明材料,因此此类敷料几乎都为透明材料,便于创面情况的观察,并可有效保持创面的湿润环境,促使创面坏死组织脱落;同时在创面形成有效的保护膜,保护暴露的神经末梢,可明显地减轻创面的疼痛。

恰恰也是因为"薄",这类敷料几乎没有吸水性能,这也是这类敷料共有的不足之处。它对创面渗出物的控制主要是通过对水蒸气的传送,而传送速度取决于其分子结构和薄膜的厚度。理想的薄膜类敷料的呼吸速度应与正常人体皮肤的呼吸速度相当。在渗液较多的创面使用薄膜类敷料时,敷料薄膜下创面渗液容易聚集,可能诱发或加重感染,故只适用于相对清洁、渗液少的创面。另外,虽然此类敷料内层复合医用胶经过脱敏处理,但是临床上仍有少数患者出现了周围皮肤过敏症状。

5.2.1.1　临床应用

(1)输液导管固定　薄膜类敷料具有透气、透明、防水等特点,最早被广泛应用于各种静脉导管的固定。特别是在进行静脉留置针头、中心静脉置管时,聚氨酯薄膜敷料的使用已经成为常规。聚氨酯薄膜的使用可有效防止感染，延长针头留置时间，同时大大改善患者的舒适度，提高生活质量。严蓉蓉等探讨了薄膜（透明）类敷料（型号为Ⅳ3000）用于经外周静脉中心静脉置管固定的效果，结果表明与传统医用胶布相比，薄膜类敷料的防水性、抗过敏性、抗感染性、舒适度及针头留置时间均有明显提高，最长留置时间可达到1周。美国疾病预防与控制中心（Center for Disease Control and Prevention，CDC）、美国静脉输液护士协会（Intravenous Nurses Society，INS）等权威机构通过大量研究认为薄膜类敷料的应用便于导管固定、观察和维护，是预防导管相关性感染的重要举措，首推使用薄膜类敷料来固定导管（图5.2）。目前用于静脉置管的薄膜类敷料商品种类较多，比较常用的有施乐辉公司生产的商品名为“爱孚贴”薄膜类敷料及3M公司生产的薄膜类敷料，这些敷料可根据创面的不同选择不同的型号。

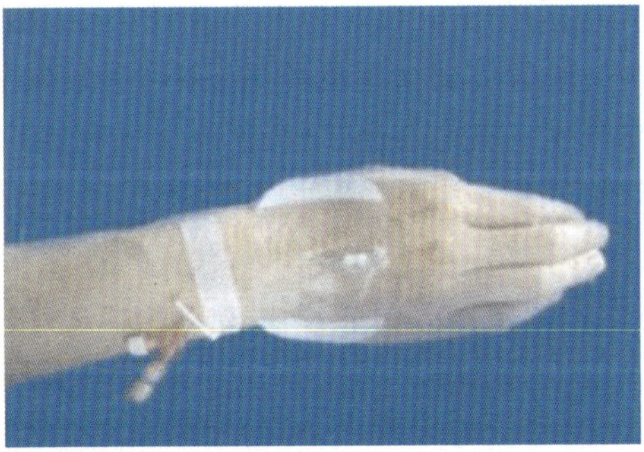

图5.2　薄膜（透明）类敷料应用于输液管固定

（2）手术区域皮肤保护　用于手术野保护的薄膜类敷料称为无菌手术薄膜，又称手术巾。无菌手术薄膜的使用始于20世纪70年代，欧美国家用于外科手术野的保护，首先使用在神经外科等无菌操作要求严格的手术当中，可明显降低手术感染率。后逐渐被应用于腹部手术、胸部手术、骨科手术等手术中，目前已成为外科手术中皮肤保护的常规应用。无菌手术薄膜对手术区域皮肤的保护作用具有以下优点:可与术区皮肤紧密黏合,减少组织皮肤上的细菌移动以及外界细菌侵入皮肤,具有内源性和外源性双重防菌功能,大大降低了手术切口的感染率。由于此类薄膜敷料内含医用胶黏剂,使其固定牢固,术中不易脱落、透明而便于手术野的观察;薄膜内层医用胶无致敏性,不刺激皮肤,术后剥离不留残胶,且不损伤皮肤;不影响皮肤的正常呼吸,防止薄膜下水蒸气积聚,有较高的潮气通气率(图5.3)。

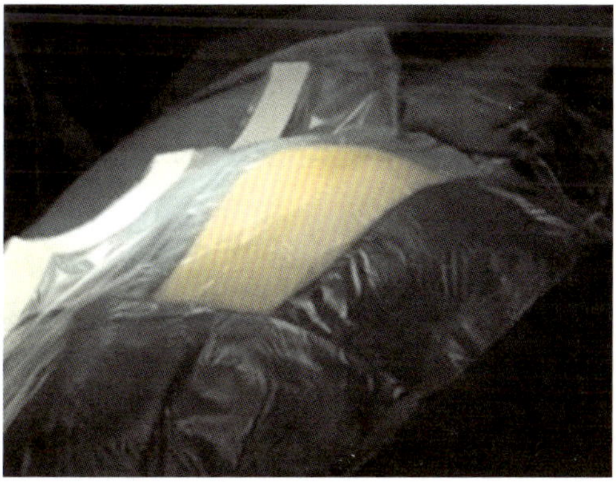

图5.3　薄膜型手术贴膜在腹部手术中的应用

(3)封闭负压引流中的应用　封闭负压引流技术是目前创面治疗的先进技术,其原理是通过形成间断或持续的负压环境,渗液持续引流,改善创面愈合的微环境,更有利于创面的愈合。而封闭负压引流治疗系统的负压环境必须通过薄膜类敷料来实现,只有在薄膜类敷料封闭负压敷料及创面,形成一个封闭空间,才能通过负压引流管形成负压环境。随着封闭负压引流技术的不断发展,薄膜类敷料作为其使用过程中不可或缺的部件,也不断得以发展。

(4)其他应用　值得深思的是薄膜类敷料的发展不仅仅与材料的发展相关,更与临床用途相辅相成。临床的一些改良性的应用,促使新的薄膜类敷料的发明。手术室护士最先在全麻手术中应用3M透明薄膜敷贴自制成眼部保护贴,防止术后患者眼部干涩、暴露性角膜炎的发生,根据这一需求发明了专门针对术中眼部保护透明薄膜敷料。再如外科手术后外科医师最先应用普通胶布对创面进行减张处理,以减少因张力引起的瘢痕增生。根据这一临床需要设计了创面减张透明薄膜敷料,与普通胶布相比,可直接贴敷创面,有效减少了因过敏引起的不良反应,不会影响创面的引流,同时还能达到有效预防感染的目的。据研究,引起压疮的主要因素不仅是正向压力,还有剪切力,潮湿可增加摩擦力,从而促进压疮的形成。临床护士最初把薄膜敷料应用于患者易摩擦受压部位,以保持局部干燥、减少剪切力,有效预防压疮的形成。根据这一用途,发明了针对压疮的透明薄膜敷料。当然透明薄膜敷料的缺点是薄,不能对正向压力进行有效缓冲,相比之下泡沫类敷料能更好地满足这一要求。

5.2.1.2 代表产品

施乐辉公司生产的爱孚贴(Opsite Flexigrid Dressing),由聚氨酯薄膜和丙烯酸黏剂组成。该薄膜由柔顺的格子背衬支持,提供简便的使用方式。经环氧乙烷灭菌,一次性使用。适用于:治疗浅表创面(如浅表压疮、小面积烧伤、摩擦伤、裂伤和腿部溃疡愈合后期);保护容易擦伤或外部污染的皮肤,如压疮的预防;保护第一层敷料,如清得佳凝胶、痊愈妥空腔敷料、痊愈妥非黏性敷料;导管固定;附腿尿袋下方皮肤或造口周围皮肤的保护;手术后创面、皮肤移植区和供皮区创面。

3M™Tegaderm™透明薄膜敷料采用聚氨酯材料加低过敏的医用压敏胶制成,厚度仅 20 μm,因其具有全透明便于观察穿刺点、透气、粘贴牢固等优点而被应用。在敷料的选择上,应该根据导管的种类(外周留置短导管/中心静脉导管等)、穿刺部位、患者具体情况、外部气候状况(温度、湿度)等选择合适的透明薄膜敷料。主要有四大类型:基本型、舒适稳固型、舒适透气型、抗菌型。每一类都有适合外周留置短导管固定的小敷料和适合中心静脉导管固定的大敷料,以满足各种导管的固定需求。

(1)基本型 3M™ Tegaderm™基本型透明薄膜敷料包括

1622W、1623W、1624W、1626W、1630W、1610、1614、1616 等型号，为聚氨酯材质，全层涂胶方式，具有良好的持续黏性，透明、透气、防水、防菌、防病毒；附带无菌记录胶带，方便输液护理管理。

（2）舒适稳固型　3M™ Tegaderm™稳固舒适型透明薄膜敷料包括 1681、1683、1685、1688 等型号，其设计为在菱形立体涂胶的透明薄膜敷料周围加一圈无纺布边框，加强舒适度的同时，大大降低应用过程中的卷边发生概率。同时，此类敷料边缘增加拉力凹槽设计，加强了导管固定的稳定性。

（3）舒适透气型　3M™ Tegaderm™舒适透气型透明薄膜敷料包括9534HP、9536HP、9546HP、1679、1684、1686 等型号，增加单位面积水的挥发，适合高温、高湿、多汗患者及需要更稳固的粘贴情况下选用。

（4）抗菌型　随着制作工艺的改良，一些聚氨酯薄膜敷料复合了抗菌功能、抗拉等特点，扩大了其适应证，如压疮的预防、手术中眼贴、手术缝合创面的固定等。如美国 3M 公司生产的抗菌透明薄膜敷料就是由透明的黏性敷料和一块凝胶垫组成，凝胶垫含有质量分数为 2% 的葡萄糖酸氯己定（chlorhexidine gluconate，CHG；一种具有广谱抗菌和抗真菌活性的抑菌剂），该凝胶垫可吸收液体。这种透明薄膜敷料提供有效的屏障，防止外部感染，包括液体（防水）、细菌、病毒和真菌，并保护穿刺部位。

3M™ Tegaderm™抗菌透明薄膜敷料包括 1657R、1658R、1659R、1660R 等型号。其外形设计与舒适稳固型相似，但在透明薄膜敷料的中央有一块含 2% CHG（氯己定）的凝胶垫。粘贴到导管和皮肤上以后，此凝胶中含有的 2% CHG 可释放至皮肤及导管下方，减少穿刺点的皮肤菌落数，减少导管细菌定植，从而有效地抵抗穿刺点感染、预防导管相关血流感染的发生。适合用在各类有感染风险的中心静脉导管（central venous catheter，CVC）、经外周静脉置入的外周中心静脉导管（peripherally inserted central venous catheter，PICC）、动脉留置导管、外周静脉导管等。

5.2.2 泡沫类敷料

泡沫类敷料是目前临床上应用最为广泛的新型敷料，且应用效果显著。它的设计特点是：外层为疏水材料，具有防水作用，同时防止微生物入侵，可以保持创面潮湿，构建有利于创面愈合的湿性环境；内层亲水材料为多孔泡沫，具有多孔性，具有极强的吸收渗液和保湿的能力，另外泡沫类敷料具有虹吸作用，可以单向吸收渗液，将过多的渗液从内面经过泡沫向背面转移，避免渗液对创面的浸渍。目前使用最多的材料是聚氨酯泡沫和聚乙烯醇泡沫。其缺点是粘贴性较差，需外固定材料；敷料不透明，难以观察创面情况；敷料孔隙大，创面肉芽组织易长入，造成脱膜困难，而且易受细菌污染。从泡沫材料来分，可分为聚氨酯(polyurethane，PU)泡沫敷料、聚乙烯醇(PVA)泡沫敷料和新型材料泡沫敷料。PU 泡沫敷料由双层泡沫组成，具有高吸收特性，吸收率为 1 000% ~1 500%，维持微湿润愈合环境，促进新生血管和肉芽组织的生成；垂直吸收，微孔<20 μm，不会浸渍正常皮肤，不粘连创面，无结痂愈合，创面无残留，更换敷料时少痛感或者无痛感，减少瘢痕的形成(图 5.4)。适用于浅度烫伤、植皮区和供皮区、压疮、窦道和皮肤擦伤等。PVA 泡沫敷料由乙烯醇经发泡而成，外表面光滑，同样具有超强的吸水能力，压缩后吸水可膨胀，且不存在纤维脱落的缺点，与 PU 泡沫敷料具有相同的适应证。

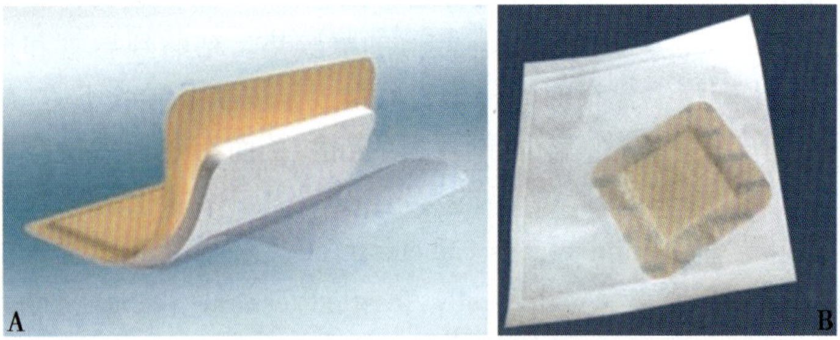

图 5.4 聚氨酯泡沫敷料

A. 聚氨酯泡沫敷料示意图 B. 聚氨酯泡沫敷料实物图

5.2.2.1 临床应用

(1)压疮　压疮又称褥疮、压力性损伤、压力性溃疡,是长期卧床患者常见的并发症之一。压疮形成的病理过程主要是人体组织长时间在压力、剪切力的作用下,局部血液循环障碍,导致皮肤缺血、坏死性改变。2007 年美国国家 NPUAP 将压疮分为 4 期: Ⅰ期,皮肤完整且出现发红区;Ⅱ期,皮肤损伤在表皮或者真皮,溃疡呈浅表性,临床上可见表皮损伤、水疱、浅的火山口状创面;Ⅲ期,皮下组织受到侵犯,但尚未侵犯筋膜层,临床上可见深的火山口状创面,且已侵蚀周围邻近组织;Ⅳ期,组织完全被破坏或者坏死至肌肉层、骨骼及支持性结构。Ⅱ ~ Ⅳ期压疮常伴有大量渗液。

压力或者剪切力是压疮的主要致病因素,且溃疡形成后伴有大量渗液,容易感染。而泡沫类敷料具有一定厚度,可有效减轻、分散压力,且具有较强的吸水性,因此临床上压疮防治是泡沫类敷料的绝对适应证。实际应用中泡沫类敷料主要适用于压疮的预防和Ⅰ期、Ⅱ期压疮的治疗,而对于Ⅲ期、Ⅳ期压疮的治疗,泡沫类敷料具有一定的局限性,原因是Ⅲ期、Ⅳ期压疮伴创面存在大量坏死组织,且常合并感染,伴有大量渗液,泡沫类敷料虽然可从一定程度上减轻创面继续受压,并吸收一定程度的渗液,但和创面坏死感染组织引起的损害相比,作用大大削弱。手术清创、封闭负压引流是目前临床上Ⅲ期、Ⅳ期压疮常用的治疗方法。

临床上压疮治疗中泡沫类敷料的使用方法一般分为单独使用和复合使用两种。单独使用一般适用于长期卧床、手术等患者压疮的预防,泡沫类敷料贴敷于易受压部位(骶尾部、大转子、踝部等),由于泡沫类敷料的减压作用,可分散压力及剪切力,可有效预防这些部位压疮的形成。Ⅰ期压疮坏死表浅,渗出较少,创面外科消毒、清洗后可单纯使用泡沫类敷料,泡沫类敷料可减少压力从而预防创面的进一步加深,同时可吸收创面渗液,降低感染发生率,治疗效果较好。Ⅱ期压疮,往往伴有感染和较多渗液,单独使用泡沫类敷料治疗效果不佳,但可与一些吸水性敷料或者创面局部治疗药物联合使用。目前临床常用的联合治疗方法有:具有抗菌作用的溃疡贴联合泡沫类敷料治疗Ⅱ期压疮；局部抗菌、促进创面愈合功能、创面局部药物（百多邦、基因肽、中药制剂）与泡沫类敷料联合应用。经临床实验证实这些联合应用方法确实对Ⅱ期压疮的治疗有效（图5.5）。

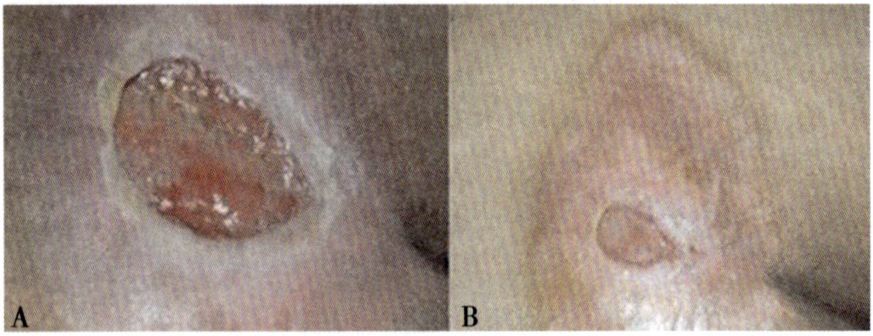

图5.5 Ⅱ期压疮创面使用泡沫类敷料治疗

A. Ⅱ期压疮创面 B. Ⅱ期压疮创面泡沫类敷料治疗2周后

（2）烧伤创面 烧伤是由热力因素引起的组织伤害。根据组织损伤程度，分为一度、浅二度、深二度及三度。临床表现根据损伤程度存在差异；一度烧伤疼痛明显，渗出较少；浅二度烧伤疼痛明显，渗出较多；深二度烧伤疼痛不明显，渗出较浅二度少；三度烧伤皮肤全层坏死，无疼痛、无渗出。小儿烧伤由于皮肤自身生理特点，临床表现有所差异。小儿皮肤具有以下特点：①皮肤菲薄，含水量较大；②皮肤附属器发育不健全；③皮肤防御能力较差。因此小儿二度烧烫伤创面与成人相比极易加深。

泡沫类敷料与传统烧伤敷料比较，具有自身优越性。①具有自粘性，与创面贴敷性好，尤其适用包扎困难的特殊部位；②泡沫类敷料内层吸水性强，吸收大量渗液后不易与创面发生粘连，易于更换，减轻痛苦；③外层材料可隔绝细菌，形成密闭环境，阻止外界细菌侵入，形成更有利于创面愈合的湿性环境；④多功能抗菌敷料具有抗菌作用，降低感染发生率。

因此从烧伤创面与泡沫类敷料特点来看，成人小面积或者特殊部位烧烫伤创面、小儿烧烫伤创面是其绝对适应证。成人小面积二度烧烫伤，创面渗出较多，疼痛明显，相应规格的泡沫类敷料可以完全封闭创面,有效吸收创面渗液,减轻炎症反应和感染发生率。特殊部位烧伤(如:面颈部、躯干、会阴的烧伤),包扎困难,可应用泡沫类敷料达到良好包扎的目的。小儿烧伤创面管理困难,创面容易加深,泡沫类敷料便于更换、易于管理,且换药痛苦较小,是其良好的适应证。

烧伤创面的另一特点是易于感染,而目前常见泡沫类敷料只有个别的复合有抗菌功能,如莫尼克抗菌银离子泡沫敷料。抗菌银离子泡沫敷料具有泡沫类敷料的特性,同时可通过持续释放银离子,预防和治疗烧伤创面的感染。而大多数临床常用的泡沫类敷料都无抗菌功能,因此烧伤科医师在临床工作中常与一种或几种创面抗菌产品联合使用。例如,胡回云等用康惠尔泡沫敷料与溃疡粉治疗二度烫伤,也取得满意疗效。泡沫类敷料对周围皮肤没有损伤,能快速吸收渗液,缩短创面愈合时间。

(3)供区创面　中厚皮片移植术是体表整复中最常用的手术方法之一,其优点在于修复后外观及功能均可达到满意效果,经常用于修复面部、手及关节等外观与功能要求较高的部位。但供皮区术后疼痛明显,愈合时间较长,色素沉着明显,处理不当甚至有瘢痕形成。因此,中厚取皮后供皮区护理及处置尤为重要。以往供皮区采用凡士林纱布覆盖,存在粘连创面、换药疼痛、不利于引流等缺点,但长期以来无替代方法。周琴等对 30 例中厚取皮供皮区同时采用软聚硅酮泡沫敷料(美皮康普通型,瑞典墨尼克公司)及凡士林纱布覆盖,采用自体对照法,观察治疗中患者疼痛程度、创面细菌含量、愈合时间等。结果显示:在治疗第 5 天、第 7 天、第 9 天更换敷料时,使用美皮康的患者疼痛明显减轻,后期换药时患者疼痛均明显减轻,但两组比较差异无统计学意义。使用美皮康组创面细菌含量明显减少,愈合时间明显缩短,愈合率高于凡士林组。

(4)其他

1)气管切开创面换药中的应用:气管切开打破了机体内环境的平衡,使机体直接与外界相通。若护理不当可引发切口感染、下呼吸道感染等并发症。感染可导致患者手术失败、住院时间延长、费用增加,严重者甚至死亡。因此,加强气管切开术后护理非常重要。郭玉妍等对气管切开创面采用普通纱布和泡沫类敷料(美皮康普通型)换药两种方法进行比较后发现:使用泡沫类敷料比传统方法换药感染率明显降低;可有效减少创面处皮肤红肿、皮疹、糜烂以及感染等并发症的发生;减少换药次数;缩短创面愈合时间;减轻患者的经济负担,也使创面愈合过程变得舒适,减少了护理工作量。

2)腹腔引流管周围皮肤护理中的应用:腹腔引流术是腹部外科手术中最常用、最重要的基本技术之一,目的是引流出腹腔中积存的渗液、血水等,且便于医护人员观察病情,及早发现有无腹腔出血及术后吻合口瘘等并发症,同时可以减少外科吸收热的发生。因此,腹腔引流管的护理是腹部手术后非常重要的护理工作内容,临床上腹腔引流管周围渗液给患者及医务人员带来了诸多困扰和不便,引流管渗出使患者腹腔引流管周围皮肤出现红肿、皮疹、糜烂甚至造成引流管处皮肤感染,如感染顺引流管向腹腔内迁移,将会引起腹腔感染等严重并发症的发生。刘娜等将泡沫类敷料作为腹腔引流管处换药敷料,并与普通无菌纱布换药方法进行比较,结果显示康惠尔泡沫敷料对腹腔引流管周围皮肤有保护作用。因其有较强的吸收功能,能充分吸收腹腔引流管周围渗液,使引流管处皮肤保持干燥,可减少皮肤红肿、皮疹、糜烂以及引流管感染等不良反应;并且减少了换药次数,减少了医护人员工作量,增加了患者的舒适度。

5.2.2.2 代表产品

目前市场上泡沫类敷料产品较多,临床常用的以进口泡沫类敷料为主,主要有3M、施乐辉、莫尼克等公司生产的泡沫类敷料。

3M公司生产的聚酯泡沫敷料商品名“思力凯”,临床被应用最多的是压力性溃疡的治疗。因聚酯泡沫敷料具有一定的厚度,可缓冲一部分压力及剪切力,且具有自粘性可封闭创面,泡沫能吸收封闭创面中的渗液,能够温和地黏着创面周围皮肤,不黏着创面,减少对新生肉芽组织的损伤,减少出血和疼痛,减少对正常皮肤的浸渍。另外因其独特的吸水性和封闭作用,还常被用于浅二度和深二度烧伤创面，尤其适用于小儿烧伤创面和成人躯干小面积的烧伤创面。小儿烧伤创面因皮肤菲薄，皮肤附属器不健全、容易失水、感染等原因，烧伤深度容易加深，且小儿对疼痛耐受性差、更换敷料及敷料保持难以配合，这些小儿烧伤创面治疗中遇到的困难，泡沫敷料都可克服，因此被广泛应用于小儿烧伤创面，并取得良好的治疗效果。另外，成人躯干小面积烧伤创面包扎不方便，可应用泡沫敷料达到保湿、封闭创面及抗感染等目的。临床上对于较大面积的二度烧伤也可应用泡沫类敷料进行包扎，但是一般由于敷料规格的限制，多采用"叠瓦式"使多个敷料组成适合创面的一整块敷料，达到完整封闭创面的目的。另外3M聚酯泡沫敷料还应用于供皮区的包扎。以往对供皮区的处理采用半暴露的方法，但由于创面结痂干燥，愈合速度较慢，且患者的舒适度不佳，常有疼痛、瘙痒、干结等不适感，因此临床医师应用泡沫类敷料对供皮区进行包扎，因可封闭创面维持供皮区的无菌环境、吸收渗液、维持湿润环境、提高患者的舒适度等优点，逐渐被广泛应用。泡沫类敷料应用于供皮创面时，需要外层覆盖传统敷料并加压包扎；用于创面压迫止血，且当渗液较多时，术后第2~3天需重新更换敷料。

英国施乐辉公司生产的泡沫敷料商品名叫"痊愈妥"，与3M公司的聚酯泡沫敷料在临床的应用方法、适应证等方面比较相似。对压疮创面、浅度烧伤创面、供皮区创面，甚至植皮手术区包扎比较适用，并有良好的效果。但是这两类产品自身没有抗菌作用，只能通过封闭创面、吸收渗液的途径间接地减少感染。

中国康乐保公司生产的拜尔坦银离子泡沫敷料，是在泡沫中复合活性抗菌银离子的敷料，它同时具有泡沫类敷料的优点，又附加了银离子抗菌功能，因此是功能性敷料，尤其适用于轻中度感染的创面，如压疮创面、深二度烧伤创面等。但同时研究又表明，银离子在杀菌的同时还可使创面加深，因此供皮区等清洁创面不是其适应证。

5.2.3 水胶体类敷料

水胶体类敷料是将水溶性高分子材料或其单体经特殊加工形成的一种具有三维网状结构且不溶于水的胶状物质，主要成分为纯水(占70%～90%)、羧甲基纤维条索及其他一些附加成分。

水胶体类敷料具有以下特性：①具有较强的吸收创面渗液的能力，且吸收渗液后，敷料中的亲水性颗粒可形成类似凝胶的半固体物质，附着于创面基部，提供并维持有利于创面愈合的湿性环境。②有黏性，可形成密闭创面。密闭的愈合环境能够促进微血管的增生和肉芽组织的形成，从而加速创面愈合。③可发挥清创功能，一方面，水胶体含有内源性的酶，能促进纤维蛋白的溶解；另一方面，水胶体类敷料所提供的密闭环境，有利于巨噬细胞清除坏死组织(图5.6)。

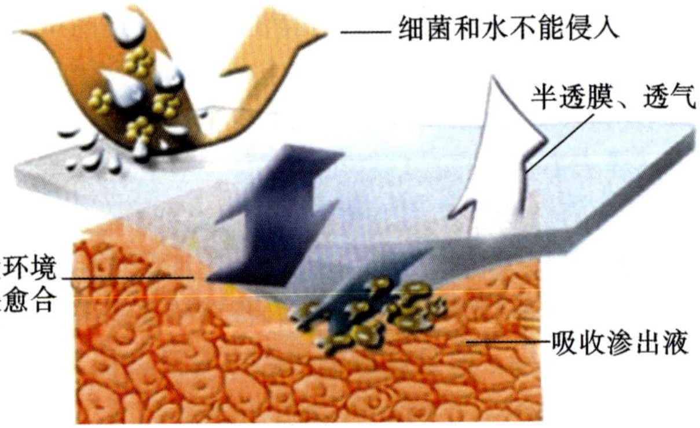

图5.6 水胶体类敷料原理示意

5.2.3.1 临床应用

(1)压疮 压疮是由于受压组织持续缺血、缺氧、酸性代谢产物堆积对细胞的毒性作用致细胞变性坏死，是机体受内因与外因共同作用而产生的。内因指患者机体营养不良、代谢障碍、抵抗力下降等；外因指局部组织长期受压或受到刺激而造成局部组织的血运障碍。水胶体类敷料主要用于临床各期压疮的治疗。治疗压疮的机制及优点：①水胶体类敷料，主要由羧甲基纤维素钠（carboxymethyl cellulose sodium，CMC）和低敏性医用黏胶，加上弹性体、增塑剂等共同构成敷料的主体，表面是一层具有半透膜性的多聚膜结构。②可保持创面湿润，潴留创面细胞活性物质，有利于上皮爬行，加快愈合速度。能激活多种酶及活化因子，包括巨噬细胞及白细胞介素（interleukin，IL），促进纤维蛋白和坏死组织溶解，发挥自溶性清创作用。吸收创面渗液后形成一种凝胶，使在剥离敷料时创面无残留，既可减轻换药时的疼痛，又可避免引起再次机械性损伤；敷料表面的半透膜不仅允许氧气和水蒸气的通透，还可有效隔绝外界细菌侵入，防感染；敷料本身有自粘性，易固定，弹性好，患者使用感觉舒适；设计独特，中间厚、边缘薄，透明，易观察创面；吸收能力强，操作简单、方便，换药次数少。临床观察显示，对于压疮患者采用水胶体类敷料保护受损区域，可减轻皮肤组织受损，提供最佳愈合环境，能够缩短压疮病程，加速愈合，减少治疗费用，减少护理工作量，减轻患者痛苦，提高其生活质量。水胶体类敷料常被用于治疗 Ⅱ ~ Ⅲ 期压疮。

（2）静脉炎　静脉炎是静脉输液治疗过程中最常见的并发症之一，主要是由于同一静脉反复多次穿刺或输入浓度较高、刺激性较强的药物或静脉内留置刺激性较大的塑料管时间太长而引起局部静脉壁的炎症反应。由于水胶体类敷料可促进上皮细胞胶原蛋白的合成，保持局部低氧张力，促进毛细血管形成，改善缺血、缺氧症状，加快渗液的吸收，促进有毒物质的代谢，所以防止了置管后常见的并发症机械性静脉炎的发生。对采用头皮式留置针进行化疗的恶性肿瘤患者，给予水胶体类敷料覆盖于穿刺血管向心方向，手掌轻压敷料，利用掌温使其粘贴牢固，发生污染、潮湿时及时更换，直至化疗结束，可有效预防静脉炎的发生。

（3）急性创面　水胶体类敷料促进创面愈合的原理为：水胶体类敷料可创造适宜的温度、湿度、酸碱度，治疗过程不形成痂皮，以密闭的水胶体类敷料创造创面湿性愈合环境来代替通常创面结痂而覆盖提供的湿性低氧愈合环境，促进毛细血管生成，激发生长因子的活性而加快细胞的增殖，使表皮细胞能很快地随着聚集于创面与敷料间的渗出物移动到皮肤表层，使创面快速愈合。对于供皮区的创面，使用水胶体类敷料治疗后的愈合时间要比传统治疗方法缩短约40%。水胶体类敷料在表层创面和手术创伤的治疗中也具有类似的有益效果。另外，在治疗烧伤时，水胶体类敷料具有减轻患者疼痛的作用。水胶体还是一种适用于儿童的理想敷料，在使用水胶体类敷料后，生性好动的儿童仍然可以不受束缚地玩耍，因为敷料的密闭特性能够保护创面，不被可能接触到的细菌所感染。

(4) 其他应用　采用水胶体类敷料治疗婴幼儿湿疹，应用时先用0.5%碘伏消毒湿疹部位，再用生理盐水将消毒液清洗干净，待干后将水胶体类敷料覆盖在皮疹部位，操作者双手避免接触贴膜内面，贴膜紧贴皮肤，中间不能有气泡，保证边缘密闭平整，最后操作者用双手大鱼际轻轻按压贴膜边缘，使贴敷牢固。贴敷后一般保留3～5 d，治疗组湿疹疗效及消退时间显著优于对照组，提示水胶体类敷料治疗婴幼儿湿疹疗效好，且安全、无不良反应，经济实用，简单易行，患儿无痛苦，家长、患儿易于接受。张博将康惠尔水胶体透明贴应用于佩戴颈托的患者，减少了颈托对皮肤的摩擦力，有效地保护了颈部皮肤，提高了患者的舒适度。陈赢赢等将气管插管的新生儿两侧口角上方面颊部位粘贴水胶体类敷料，固定气管插管后粘贴在近侧面颊水胶体类敷料上，既可保持固定效果，又防止口腔分泌物污染。

5.2.3.2 代表产品

目前市场上应用较广泛的水胶体类敷料为康乐保公司生产的注册名为“康惠尔”的水胶体敷料。该产品是由碳氢化合物树脂、苯乙烯-异戊二烯嵌段共聚物、羧甲基纤维素钠和己二酸二辛酯为主要原料加工制成的创面敷料。根据不同的适应证康惠尔产品主要分类如下。

(1) 透明贴　主要用于渗出液较少的创面，如浅表烧伤、供皮区创面、手术后创面及皮肤擦伤等。透明贴中的骶尾部专用敷料适用于骶尾部压疮的预防。

(2)溃疡贴　主要适用于低到中度渗出液的创面,如腿部溃疡和压疮、浅表烧伤、供皮区创面、术后创面及皮肤擦伤。

(3)减压贴　主要用于压疮的预防,适用于长期卧床患者、手术时间较长患者高危部位压疮的预防和浅表压疮的治疗。

(4)蝶形贴　是针对骶尾部压疮治疗和预防设计的专用形状水胶体类敷料。

(5)安普贴　安普贴水胶体敷料由无纺背衬、水胶体黏胶和经过硅树脂处理的保护膜构成。适用于治疗腿部溃疡、压疮、有渗出物的创面,特别适用于骶部和足跟部溃疡。

5.2.4　水凝胶类敷料

水凝胶类敷料是在可渗透的聚合物衬垫上使用了水凝胶材料。聚合物衬垫的存在阻止了创面表面的脱水和干燥,而水凝胶材料具有的部分水合结构可连续吸收创面的渗出物。水凝胶类敷料与水胶体类敷料一样,几乎没有对水蒸气的转送能力,它对液体的处理方式就是吸收。吸收了渗出物的水凝胶不污染创面,所以在5～7 d内不必更换敷料,但大量吸收渗出物后可因胶体的膨胀而导致敷料与创面分离,给细菌的侵入繁殖提供机会,因此敷料使用时通常需要绷带固定。

水凝胶材料是一种含有大量水分的亲水性的网状高分子溶膨体,具有良好的吸水性(自身干重的10%到几千倍的吸水量),具有光滑表面、良好的生物相容性,所以近年来在生物医学领域得到广泛应用。

水凝胶根据物理特性可分为化学性交联和物理性交联两种。①化学性交联的水凝胶是通过共价键将高聚合物链接而成的网状结构,热稳定性高,又称为永久性水凝胶;②物理性交联的水凝胶通过分子缠绕、离子和氢等化学键及疏水作用等物理方法交联,热稳定性较差,称为可逆水凝胶。

根据水凝胶的来源可分为天然高分子水凝胶和人工合成水凝胶。①天然高分子水凝胶包括胶原和明胶、透明质酸及其盐、纤维蛋白、海藻酸盐、壳聚糖等。天然高分子水凝胶的生物相容性较好，但其来源困难，且力学性能和纯度较差，因此一般不单独使用。②人工合成高分子水凝胶，通常是通过水溶性乙烯单体（丙烯酰胺、甲基丙烯酸-2-羟乙酯、*N*-乙烯基吡咯烷酮及甲基丙烯酸等）与二烯类化合物交联而成。合成高分子水凝胶具有与天然高分子水凝胶的物理特性，而且没有免疫原性，原料易取得，组成稳定，价格便宜。因此人工合成高分子水凝胶是水凝胶类敷料的主要来源。

以高含水量的高分子水凝胶为原料制成的新型创面敷料称为水凝胶类敷料。

（1）主要作用原理　高含水量的高分子水凝胶可向干燥结痂的创面提供水分，促进自溶性清创。同时可吸收创面多余的渗出液，使创面保持适当的湿润状态。它对创面水分调节的双向性，可维持创面水分的稳定性。

（2）水凝胶类敷料的优点　①原料来源广，成本低，凝胶由90%左右的水组成。②制备与消毒一次完成。采用辐射技术（γ射线或EB）合成化学交联的水凝胶，在水凝胶合成的同时，产品被消毒。③使用EB水凝胶类敷料，有利于湿润环境的维持，具有给创面补水和吸收渗液的双重作用，因而创面不易结痂，而纱布常常与创面粘连在一起，更换时易引起创面开裂，一方面使患者非常痛苦，另一方面也不利于创面愈合。④易于观察创面的愈合情况。水凝胶是透明的，医生可以透过凝胶随时观察创面变化情况。⑤水凝胶不与创面作用，而创面渗出物可通过水凝胶排出。⑥柔软、弹性好、机械性能好、无毒副作用、透气透水，氧气、水分可透过凝胶到达创面。⑦规格和形状选择灵活，给临床使用提供更多的方便。

（3）临床应用　水凝胶类敷料主要适用于未感染创面或已清洁创面的肉芽期和上皮形成期，一度、二度烧伤创面，供皮区创面。

高分子合成材料
先进敷料

（赵聪颖　孙超锋）

6 药物性敷料

6.1 药物性敷料的概念及发展

医用敷料作为皮肤的临时替代物，在创面治疗中起到临时覆盖保护创面的作用。通过屏障作用，医用敷料不但可以隔绝外界的微生物、污染物等以保持创面的清洁、避免感染等情况的发生，还可以有限度地吸收创面的渗出物，减少创面水分、蛋白质、电解质等营养物质的流失等。医用敷料在整个创面治疗体系中扮演着不可或缺的角色。纱布、棉垫等是比较常见的医用敷料，其材质以脱脂棉为主。这些传统敷料，对各类创面仅具有简单的覆盖、隔离作用，在临床应用中暴露出很多不足之处。随着新科技、新材料的发展，医用敷料也得到了较快的发展。用不同新材料制成的各类先进敷料，具备了传统敷料不具备的一些新功能。但创面愈合的精确性及复杂性，给整个创面治疗及护理均提出了更高的要求。医用敷料是创面治疗体系中的重要环节。相比于传统敷料，人们对先进敷料的要求不仅仅体现在敷料材质的更新，还需要先进敷料有更为确定的创面治疗作用。因此，根据医用敷料直接接触创面的特点，人们进行了将治疗性药物负载于医用敷料基材上的多种尝试，并取得了比较好的临床应用效果，而药物性敷料也是先进敷料今后发展的方向之一。

6.1.1 药物性敷料的概念

药物性敷料，也称为载药敷料、功能性敷料，是一类复合型医用敷料，由不同材质的编织物制成的敷料基材及对创面有治疗作用的药用物质两部分相结合，在对创面进行隔离保护的同时，促愈合药物直接作用于创面局部发挥相应的治疗作用，是具有治疗作用的多功能先进敷料。其在创面治疗中的应用非常广泛，针对不同致伤原因、不同损伤程度、不同愈合时期的创面均可以开发出相对应的载药敷料，是医用先进敷料中重要的组成部分。

6.1.2 药物性敷料的起源及发展

医用敷料的应用历史非常久远。4 000 多年前的古埃及人已经会使用自然黏性绷带等进行创面包扎。在 18 世纪前，由于没有无菌理论，人们大多根据经验，使用天然材料及麻布等织物作为创面敷料。18 世纪后，棉质绷带等逐渐成为主要的创面敷料。1865 年，Joseph Lister 用苯酚做灭菌剂，对棉质纱布进行消毒，并第一个将消毒纱布应用于创面护理，从而开创了创面敷料的无菌时代。1886 年，强生公司基于 Lister 的灭菌理论，成为世界上第一家开始批量生产高温灭菌纱布和绷带的公司，并在世界范围进行销售。但这时候，人们普遍接受的理论是，创面敷料需要“干燥透气”。

西方医学的鼻祖希波克拉底认为，创面应该保持干燥、清洁。这一原则在几千年里被人们深信不疑，保持创面的“干燥透气”也成为医用敷料的使用原则，在这一理论指导下，纱布等棉纤维制品成了医用敷料的代表，并在相当长的时间没有突破性的变化。直到 20 世纪中期开始，一系列有关创面愈合的实验研究改变了这一状况。首先是 Odland 发现水疱保持完整的患者，创面愈合速度较水疱破损的患者要快。1962 年，英国动物生理学家 Winter 以小型猪为模型进行实验，结果发现聚乙烯膜覆盖保护的创面，愈合时间较暴露创面疗法节省 50%。1963 年，Hinman 和 Maibach 进行了人体试验，进一步证实湿润创面比干燥创面愈合速度更快。1972 年，Rovee 通过实验表明：干净没有结痂的湿润创面，其上皮细胞移行增生的速度快，创面的愈合加速。自此，“湿润创面促进愈合”的观念开始被广泛接受。各种棉纤维制作的应用敷料存在着明显的不足，这也成了医用敷料向功能化、复合型发展的开端。

在古代的美索不达米亚，人们清洗创面后，会将没药、乳香等橄榄科植物的树脂敷于创面并用绷带包扎。埃及人在包扎创面时会将蜂蜜敷于创面。我国古代的人们在包扎创面时也会将草药外敷于创面。但这些都仅仅是经验医学在创面治疗中的应用,尚不能够作为药物性敷料的雏形。直到近现代,随着创面湿性愈合理论等理论的发展,人们在使用传统敷料的过程中,意识到其明显的不足,如不能维持创面的湿润,延迟了创面愈合;创面生长的肉芽容易长入敷料网眼中,使敷料与创面粘连,更换敷料时容易对创面造成新损伤并引起出血疼痛等;敷料浸透后屏障作用下降,容易引起外源性感染;止血效果差等。

为了解决传统敷料在应用上的这些不足,人们开始采用物理或化学的方法对传统敷料进行改造,以提高敷料的实际使用效果。例如,将脱脂棉纱布浸润凡士林后制成的凡士林纱布,可以起到减少创面水分丢失、促进肉芽生长等作用。而将纱布浸润碘伏等抗菌消毒剂后制成的碘伏纱布等具有更直接的局部抗菌、抑菌效果。将抗生素加入湿润纱布后,也可以起到预防外源性感染的作用。以传统敷料为基础的载药敷料,最常用的方法是通过对棉纤维敷料进行浸渍、涂布等方式,将药物结合到敷料上,从而制成改性载药敷料。这一类敷料虽然原理简单,但是制作比较方便,价格低廉,并能够在一定程度上弥补棉纤维敷料的不足,目前在临床上使用广泛,且用量大。在临床上比较成熟的常见品种有消毒用氯己定敷料,保持创面湿润的凡士林敷料,带有抗菌药物的红霉素敷料等,还有用中药有效成分制成的药油敷料如紫榆三黄油纱布等。

随着有关创面愈合理论的逐步完善,人们对创面愈合的过程及参与因素的认知水平有了极大的提高。尤其是对有关创面处细胞、细胞外基质及生长因子的相互作用的细致研究,在指导新型敷料的设计和生产上起到了切实的推动作用。

6.1.3 药物性敷料的特点

药物性敷料最重要的几个特点:①药物与载体材质相结合形成多功能复合敷料;②药物具有直接或间接帮助创面愈合的功能;

③复合敷料可直接作用于创面发挥其作用。

载药敷料负载的药物成分,可以参与到创面治疗之中,起到预防、控制感染,减轻炎症反应,促进细胞及细胞外基质增殖等多种作用,从而达到促进创面愈合的效果。而对敷料材质的研究使得新型载药敷料可以更好地发挥所载药物的作用。

6.2 药物性敷料负载药物的应用和发展

6.2.1 金属离子

目前应用于创面治疗的金属离子有银离子、金离子、锌离子、铜离子等。最早应用于创面治疗的金属离子是银离子,其具有良好的抗菌活性。其原理在于:银是一种惰性金属,与皮肤上的水分以及创面渗出液接触后,银离子被释放,银离子通过与细菌内带负电荷的含巯基蛋白结合,使后者变性、失活,使酶沉淀而失去活性,使病原菌的呼吸代谢被迫终止,细菌的生长和繁殖因而得到抑制。银离子也可以与细菌的脱氧核糖核酸(deoxyribonucleic acid,DNA)和核糖核酸(ribonucleic acid,RNA)结合,阻止其复制,破坏细菌细胞的繁殖。银离子具有广泛的抗菌谱,报道显示其对几乎所有常见细菌都有作用,如金黄色葡萄球菌、链球菌属、铜绿假单胞菌、肠杆菌属、包括鲍氏不动杆菌在内的不动杆菌属、凝固酶阴性表皮葡萄球菌、阴沟肠杆菌、粪肠球菌、屎肠球菌、A 组溶血性链球菌、变形杆菌、厌氧菌等。另外,银离子还对白色假丝酵母菌等真菌感染有一定的作用。银离子还可以抑制创面表面炎症。已经应用于临床治疗的载银离子敷料形式广泛,包括载银离子的水凝胶类敷料、薄膜类敷料、泡沫类敷料以及银离子与纳米纤维进行复合的复合型敷料等。

通过对普通载银敷料的毒性与耐药性研究,发现普通的载银敷料存在一定的毒性与耐药性,而直径在 1~100 nm 的纳米银具有比常规银更稳定的理化性质、更高的表面活性和更低的体内毒性。纳米粒子是一种介于固体与分子间的亚稳中间态物质,具有颗粒尺寸小、表面能高、表面原子所占比例大等特点。纳米银与创面接触后可持续不断地释放出银离子，能够迅速地侵入病原体，促进细菌凋亡，可杀死细菌、支原体、衣原体、真菌等致病微生物，具有抗感染、低毒性等优点。王春莲等对86例烧伤患者分别使用纳米银敷料(46例)与磺胺嘧啶锌软膏普通敷料(40例)，并从其创面抗感染效果、愈合时间、全身毒素吸收情况、不良反应指标等对比观察中发现，纳米银敷料可使创面炎症快速消退，具有明显的抗感染作用，且创面干燥、结痂快，毒素吸收明显减少，患者发热时间明显缩短，其各方面的效果都比磺胺嘧啶锌软膏普通敷料好。而针对纳米银体内代谢的有关研究显示，对家兔创面外用纳米银敷料后，纳米银能迅速入血，通过血液循环分布于肝、肾、脾等脏器；移除敷料后，血、肝、肾、脾中纳米银含量迅速下降至正常值，不会产生累积中毒现象。

由于金属银的溶解度较低，除常规纳米化制作直径为几十纳米甚至4.9 nm左右的纳米银微粒外，De Boer等设计了络合物$Ag(ImD)_2ClO_4$(ImD=丹磺酰咪唑)，用以填充到无菌纱布和医用人造丝胶带之间，测得对大肠埃希菌和金黄色葡萄球菌络合物的最低抑菌浓度(minimum inhibitory concentration，MIC)值为2.3 mg/L和4.7 mg/L，提高了生物利用率。Chang等通过将银离子、金离子和碲纳米管，以果糖作为还原剂进行电化学反应制作金银碲纳米结构(Au/Ag-Te NSs)，相比单独金碲和银碲纳米结构拥有更加强大的抗菌性，装载于魔芋胶膜中后显示了其减少创面细菌感染的巨大潜力。此外，有学者将磺胺嘧啶银载入蒙脱石/壳聚糖复合物中，用以减少银离子的细胞毒性。

而对金属铜应用于敷料的一项研究显示，将金属铜纳米颗粒氧化物载入相应的敷料后，可获得较好的抗菌特性。

目前金属离子抗菌谱广、极少出现细菌耐药的特点已为大家普遍接受。经纳米化及络合物化后，金属离子的抗菌效果大大增加，同时降低了其对人体的毒性作用，因此在各类抗菌敷料中都具有广泛的应用。

6.2.2 抗生素

抗生素也是敷料常选取的加载药物，一般以氨基糖苷类、喹诺酮类、氯霉素等广谱抗生素为主。面对严重感染，也会选择如万古霉素等强力抗生素。抗菌药物借助新型敷料的特殊结构有助于提高其缓释性能和稳定性，杀菌剂奥替尼啶载入超精细纤维结构的细菌纤维素(bacterial cellulose，BC)中，在前8 h高速释药后可保持96 h的缓释效果，并且在6个月药物长期储存实验中，奥替尼啶的稳定性、释药性、生物活性几乎没有发生变化。但长期应用抗生素所导致的细菌耐药性一直是此类药物较为严重的弊端。另外，细菌生物膜的出现使细菌抗药性显著增强，并抵御细胞因子发挥作用，严重影响创面愈合速度与质量。抗生物膜剂(分散蛋白B，dispersin B)作为敷料载药对于细菌生物膜形成的抑制作用在研究中也已得到证实。目前抗生素药物通过负载于各种新型基材，可达到在局部缓慢控释的效果，从而增强了药物的人体利用率，减少了抗生素的用量。

6.2.3 细胞因子

各种细胞因子对创伤修复中的胶原蛋白合成、炎症反应调控、肉芽组织和毛细血管形成等发挥着重要的信号转导促进作用。有研究将L-脯氨酸加入壳聚糖交联水凝胶中显著增加了胶原蛋白合成，并且在48 h使创面闭合率为74%～78%，而空白壳聚糖凝胶只有3%；在敷料中载入血管活性肠肽和血管内皮生长因子也可显著促进创面组织中毛细血管的生成；另有研究将两种趋化因子IL-8、巨噬细胞炎性蛋白-3α加载到辣根过氧化物酶催化的喷涂明胶凝胶中，对糖尿病性皮肤溃疡创面的趋化反应不足所导致的创面愈合障碍的促进作用意义重大。但外源性加入细胞因子由于其半衰期非常短，不能形成持续稳定的治疗效果，需新型的敷料设计以保持生长因子对创面的持续供给。一种聚合的温敏水凝胶pdlla-peg-pdlla(pdlla：D，L-丙交酯；peg：聚乙二醇)加载富血小板血浆生长因子(platelet-rich plasma growth factors,PRPGFs)在体外试验中对EaHy926细胞增殖、迁移均显示了促进作用,并且可对PRPGFs的稳定控释及活性保持长达14 d之久。

一种新型的表皮细胞生长因子(epithelial growth factor,EGF)双层创面敷料,敷料的底层为明胶海绵,外层为弹性聚氨基甲酸乙酯膜。将低、高两种剂量(分别为1 μg/cm^2、15 μg/cm^2)的EGF以溶液或微球形式加入明胶海绵,制得含EGF的明胶海绵。研究发现,家兔全层皮肤缺损模型创面敷用低剂量EGF明胶海绵一定时间后,创面面积减小,但EGF的加入形式对其作用无影响;而高剂量EGF微球明胶海绵中,可观察到EGF从微球中的控制释放,其促进创伤愈合的作用优于含游离EGF明胶海绵的作用。组织学检查显示此敷料生物相容性良好,未引起单核细胞浸润或异物反应。创面应用此敷料后,新形成的真皮结构几乎与正常皮肤完全相同。

而另一种以组织工程细胞外基质模拟真皮层,以载有EGF微球的明胶水凝胶作为表皮层,构建了一种双层皮肤替代物,用于治疗各种皮肤缺损。体外释放研究显示,第14天的EGF累积释放率约80%。另外,此皮肤替代物具有促进表皮细胞再生和真皮成熟,促进创面愈合的作用,提示此皮肤替代物能为皮肤组织工程提供适宜的微环境和模板。

6.2.4 细菌素

一些新类型的具有抗菌抑菌作用的生物多肽也被应用于新型载药敷料中。如乳酸链球菌分泌的尼生素(nisin)。尼生素(也称乳酸链球菌肽)是细菌素(bacteriocin)的一种。细菌素是由细菌分泌的一类可以杀死或抑制其他近缘细菌生长的生物多肽,这种抗菌蛋白具有安全、高效、无毒等特点,常被用于食品的天然防腐剂。Lequeux等将尼生素接枝到透明质酸制得具有抗菌性能的外敷材料,可避免创面感染和腐烂。

6.2.5 细胞外基质组分及生物蛋白

细胞外基质中的有效成分也可作为功能性成分添加到敷料当中。透明质酸、肝素、硫酸软骨素是主要的有机细胞外基质组分，可以调节皮肤和骨前驱细胞的吸引力，在骨和皮肤再生的过程中起到必不可少的作用。如将透明质酸加入冻干纤维薄片后，可制得具有很好保水性能，又能促进烧伤和糖尿病并发症溃烂快速愈合的敷料。聚乙二醇(polyethylene glycol，PEG)基多功能超支化共聚物与硫醇改性透明质酸合成的可注射凝胶，可防止创面表面紧缩，且促进血管的生成，是具有生物活性的凝胶外敷材料。明胶制成的纳米纤维也有望用作外敷材料。牛血清白蛋白(bovine serum albumin，BSA)化学交联后具有良好的机械性能，在术后缝合、创面外敷和促进创面闭合方面有很大的应用价值。将金属铜纳米颗粒氧化物均匀分布于BSA基质中，制得具有抗菌活性的BSA-Cu纳米复合物，可用作抗菌剂和外伤敷料。新型的角蛋白基创面敷料能改善敷料的机械性能，对抗生素和生长因子有显著的控释效果。Xu等制备了能促进血管形成和皮肤再生的人发角蛋白支架材料，其在修复深层皮肤过程中具有很好的降解性能。

6.2.6 天然物质及其提取物

随着载药方法的不断进步，对负载成分的活性保护越来越完善，这也使得负载药物的选择范围得到了极大的扩充。各种对创面愈合有益的天然物质及其提取物都进入了新型载药敷料的研究范畴。很多天然物质的提取物都具有较好的抗菌、抗炎、镇痛等效果，如槲皮素具有抗炎作用，百里香酚有镇痛作用，蜂蜜作为天然抗菌物质也可作为药物载入基材中制成具有抗菌消炎作用的功能型敷料，而硬皮豆提取物、马尾草提取物等也可以作为抗菌组分载入敷料中。

6.3 药物性敷料基材结构的应用和发展

敷料基材结构不但是敷料力学性能、整体稳定性的保证，而且对于所载药物的活性、作用时效等也起着至关重要的决定作用。最初的脱脂棉材质的纱布类敷料，由于其简单的纺织纤维结构，仅能通过涂布、浸泡等方式，将有限的药用成分载入其中。这限制了可载药物的种类，以及负载药物的药效发挥。随着材料学及工程学的发展，多种新的基材结构已经应用于载药敷料的研发及应用中。

6.3.1 复合结构

人工合成高分子敷料材料通常具有较好的机械性能，而天然来源大分子材料如明胶、壳聚糖往往具有理想的生物相容性，因此将两者结合可对两类材料进行优势互补，同时满足敷料对力学性能及生物相容性的要求。Figueira 等利用静电纺丝技术制作了双层膜结构的敷料，上层由透明质酸和聚己内酯提供机械支持，作为物理屏障，下层为壳聚糖和玉米醇溶蛋白共混用以增加生物相容性，敷料内部填充水杨酸增加抗菌和消炎功能；Priya 等利用聚乙烯吡咯烷酮碘（polyvinyl pyrrolidone-I，PVP-I）作为上层杀菌层，下层利用明胶作为皮肤再生层，大孔网络的内部结构使其吸水、透气、药物释放均有理想效果，明胶层对细胞的依附、增殖也起到了明显的促进作用。另外，有学者将两类材料共混后冷冻干燥，直接应用或涂层于纱布，也得到了韧性和强度表现优异的水凝胶泡沫（海绵）敷料。

6.3.2 交联结构

单一材料往往需要与自身或其他材料交联以增加力学性能，并获得三维多孔结构，增加通气及吸水性，为细胞增殖提供更多的锚定位点，也有利于保持包封药物的稳定性。Lu 等利用单宁酸和冻干技术将壳聚糖/抗坏血酸溶液与明胶溶液交联，获得了壳聚糖-明胶交联海绵，扫描电镜观察其含有非常均匀且丰富的，大小为

145～240 nm 的孔隙。另一种利用琥珀酸羧基改性的聚乙烯醇交联壳聚糖，制成的水凝胶拥有显著提高的机械性能与溶胀率，水蒸气透过率、氧气渗透性及庆大霉素负载水凝胶后展现的持续抗菌性能，使其成为一款非常有潜力的创伤敷料。

6.3.3 纤维结构

近年来利用静电纺丝技术将高分子溶液负载电荷得到微米或纳米级的细丝制作纺织敷料已成为国际上新型敷料的研究热点。纺丝纤维可融合多种高分子聚合物的性质，拥有可调孔径、良好延展性及易塑形等特点，可根据不同需求控制纺丝纤维的成分，且其多孔隙的微观结构与细胞外基质极其相似，适于搭载药物，得到缓释效果。Kohsari 等用壳聚糖与聚氧乙烯搭载纳米银和植物提取液制备了纤维直径为 200 nm 的纺丝纤维膜，并通过药物释放和力学研究确定了药物的最优投入比例；Li 等将萘普生脂质体与透明质酸钠混合构成敷料内核，以醋酸纤维素静电纺丝纤维作为敷料外层，释药行为研究结果表明萘普生在 8 h 内呈现快速释放，并在 12 d 内持续缓慢释放；Chouhan 等基于静电纺丝技术搭载环丙沙星与表皮生长因子制作了非桑蚕丝素蛋白纤维，在保持原有的生物相容性的基础上，展现了高吸水性(440%)、高蒸气透过率[约 2 330 g/(m^2·d)]、高弹性(约 2.6 mPa)等特点，对比桑蚕丝素蛋白在创面愈合速度、上皮化程度、血管与肉芽组织数量等方面存在明显优势。

（赵雨千　冯　剑）

7　基于纳米技术的复合型先进敷料

7.1　纳米复合敷料概述

7.1.1　纳米复合敷料的概念

复合材料是指由两种或两种以上性质完全不同的材料，通过物理或化学的方法，在宏观（微观）上组成的一种具有新性能的材料。任何复合材料均由基本材料和增强材料组成，各成分在性能上取长补短，产生协同效应，使得复合材料显示出比原组成材料更优化的综合性能。基本材料主要分为金属和非金属两大类，增强材料包括玻璃纤维、碳纤维、碳化硅纤维、金属丝和硬质颗粒等。复合材料可分为三大类：聚合物复合材料、金属复合材料和陶瓷复合材料。

纳米复合材料是指以聚合物、金属等基体为连续相，以纳米尺寸的金属、刚性粒子和其他无机粒子等改性剂为分散相，通过适当的制备方法将改进剂均匀分散于基本材料中，形成一维相含有纳米尺寸材料的复合体系，这类材料称之为纳米复合材料。基于纳米技术的复合型先进敷料，简称纳米复合敷料（nanocomposite dressing），是利用纳米制备技术将具有良好生物相容性和降解性能的基体材料和改性剂进行交联，形成的具有综合性能的生物功能性敷料。

7.1.2　纳米复合敷料的发展简史

纳米复合敷料的发展历史是一部纳米科技发展的技术革命史。纳米技术的起源最早可以追溯到1959年诺贝尔物理学奖获得者理查德·费曼（图7.1）在加州理工学院召开的美国物理学会会议上做出的题为《物质底层大有空间》的经典演讲。他在演讲中提出："倘若我们能按意愿操纵一个个原子，将会出现什么奇迹？"人类从史前文明发展到现代文明，一直从宏观上消减或融合数以亿计的分子或者原子以使物质成型，而费曼指出，在操纵和控制原子尺度上的物质角度，其实是大有发展潜力的。他的这些大胆而富有想象的设想，开启了纳米技术的探索之路。

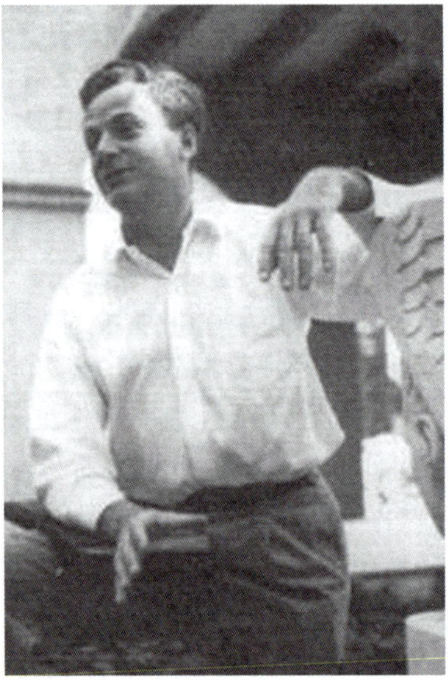

图7.1 美国物理学家理查德·费曼（1918—1988年）

他的科学假设点燃了纳米技术之火，随后在1981年的瑞士苏黎世的国际商业机器公司（International Business Machines Corporation，IBM）实验室内，德国博士生比尼格在罗勒尔教授的指导下，发明了扫描隧道显微镜（scanning tunnel microscope，STM），人类第一次实现了直接观测原子的梦想（图7.2）。

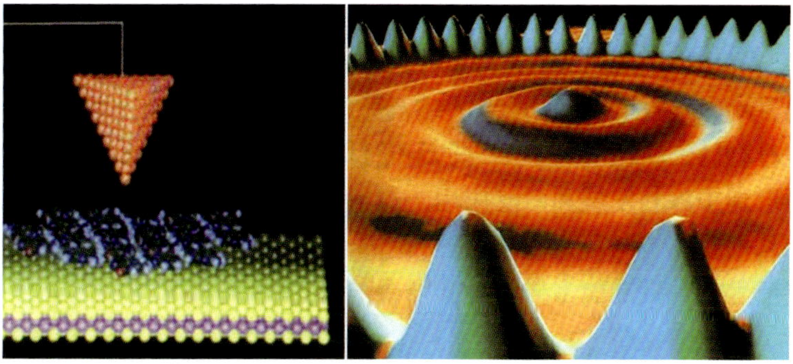

A　　　　　　　　B

图 7.2　扫描隧道显微镜图像

A. 扫描隧道显微镜中针尖（红色）对样品（蓝色）做二维扫描　B. 由一个个铁原子在铜表面上围成的量子栅的 STM 图像

1989 年在美国加州的 IBM 实验室内，依格勒博士用低温、超高真空条件下的 STM 操纵 35 个氙原子排布成了世界上最小的 IBM 商标（图 7.3），实现了费曼预言人类可以根据自己的意愿，逐个地排列原子，制造产品的梦想。这是纳米技术发展史上具有里程碑的技术突破。随后，中国科学院北京真空物理实验室自如地操纵原子成功写出“中国”二字，标志着中国开始在国际纳米科技领域占有一席之地。

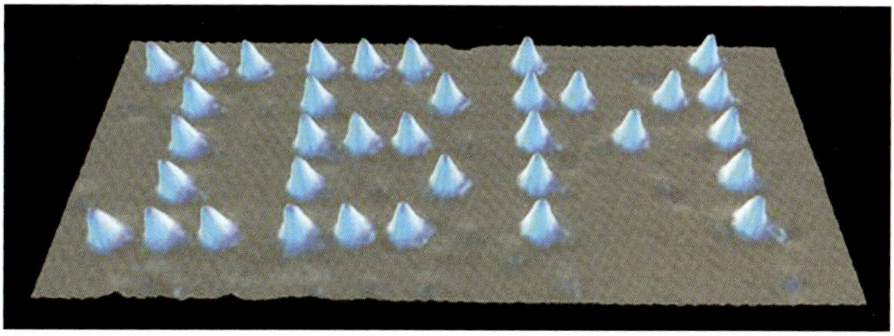

图 7.3　世界上最小的 IBM 商标

1990 年 7 月，在美国巴尔的摩召开的第一届国际纳米科技会议，标志着纳米科技的正式诞生。在这次会议上，美、日、英等各国提出了发展纳米科技计划。随后，中国也将纳米科技列为"973"计划，投入巨资抢占纳米技术战略高地。当前，基于纳米技术的复合型材料已经在医学与健康、航天和航空、环境和能源、生物技术等方面得到了蓬勃发展和广泛应用。在纳米技术发展的背景下，研究人员从创新纳米制备方法、优选合适材料和整合不同学科等角度，研究产生了一批功能多样的纳米复合敷料，为创面修复领域的治疗开辟了崭新的道路。

纳米复合敷料的发展史是一部纳米制备工艺的更新换代史。广义上讲，纳米技术是科学和技术在理解和制造新材料新器械方向上的推演和应用。随着制备工艺的不断改进，基于纳米技术的复合敷料在功能和结构上不断实现优化调整。按纳米复合敷料的制备工艺，大致可以将其划分为以下 3 个阶段。

(1) 微相分离制备的纳米复合敷料　在 20 世纪 90 年代，研究学者最先开始采用微相分离制备具有三维纳米纤维结构的复合材料。微相分离法的原理是：当几种相容性适中的高分子聚合物共混时，因处于不完全稳定的热力学体系，会倾向于发生相分离，但是聚合物之间又有化学键相连而具有一定的相容性，所以这个相分离在外观上看不出宏观分层现象，仅仅是微观的或者亚微观的，但是用高分辨率的手段仍能观察到两相结构的存在，此即微相分离，不同相区所形成的结构称为微相分离结构。相分离是通过聚合物经溶解、溶剂交换、冷冻干燥等过程而制备获取纳米纤维材料，微相分离法是相对简单的制备纳米技术的方法，因而最早被运用于纳米复合材料的制备，但其缺点在于制备的材料仅限于聚酯类的聚合物，且不能精确调控纳米结构。

(2) 静电纺丝制备的纳米复合敷料　"静电纺丝"一词来源于"electrospinning"(静电)或更早一些的"electrostatic spinning"，国内简称"静电纺"或者"电纺"。静电纺丝实际上就是高分子流体静电雾化的特殊形式。在电场作用下，针头处的液滴会由球形变为圆锥形(即泰勒锥)，并从圆锥尖端延展相当长的距离得到纤维细丝。

这种方式可以生产出纳米级直径的聚合物细丝(图 7.4)。

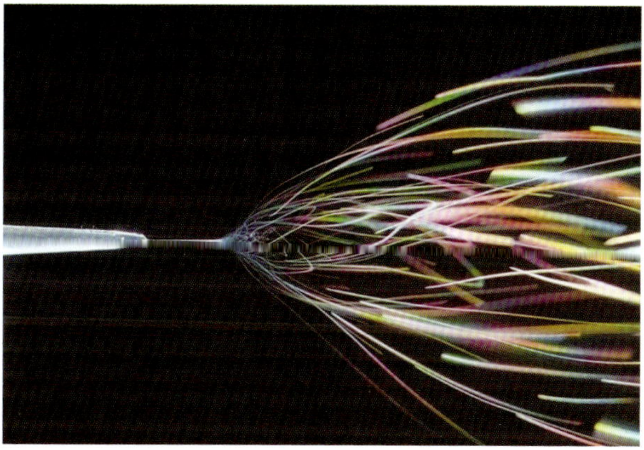

图 7.4　静电纺丝图(摘自 2017 年 *Nature* 年度图片)

静电纺丝技术的发现可以追溯到 1934 年,Formalas 发明了用静电力制备聚合物纤维的实验装置并申请了专利,阐述了聚合物溶液如何在电极间形成射流,这被公认为静电纺丝技术制备纤维的开端。但是,从科学基础来看,这一发明可视为静电雾化或电喷的一种特例,其概念可以追溯到更早的 1745 年。静电纺丝与静电雾化的最大区别在于两者采用的工作介质不同,静电雾化采用的是低黏度的牛顿流体,而静电纺丝采用的是较高黏度的非牛顿流体(图 7.5)。

但是在 20 世纪 30—80 年代,静电纺丝技术并未引起广泛的关注。到了 20 世纪 90 年代,伴随着纳米技术的发展,静电纺丝技术获得了快速发展,美国阿克隆大学 Reneker 研究小组对静电纺丝工艺和应用展开了深入和广泛的研究。此阶段的静电纺丝技术发展大致经历了 4 个阶段:第一阶段主要关注不同聚合物的可纺性和纺丝过程中工艺参数对纤维直径及性能的影响和参数优化等研究;第二阶段主要研究静电纺丝纳米纤维成分的多样化及结构的精细调控;第三个阶段主要研究静电纺丝纤维在光电、能源、环境、生物医学等领域的应用;第四阶段主要研究解决静电纺丝纤维的批量化生产问题。

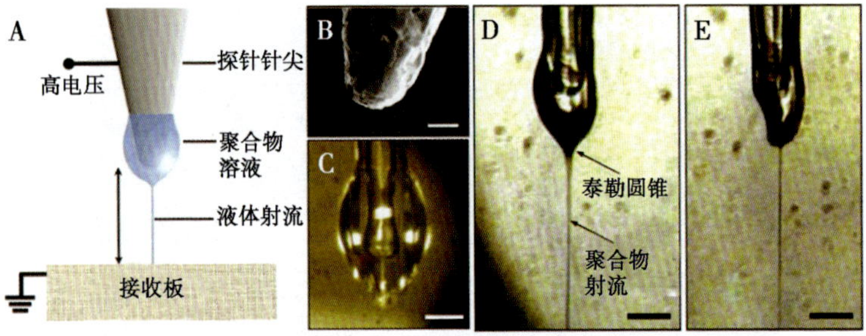

图 7.5 静电纺丝原理示意

(Nano Lett,2006,American Chemical Society 授权)

A. 静电纺丝装置一般由高压供应系统、喷丝板系统和采集系统组成 B. 扫描电子显微镜显示直径为 25 μm 的钨电极尖端,比例尺 10 μm C. 光学照片显示直径为 50 μm 的聚合物液滴附着在钨电极尖端,比例尺 20 μm D. 光学显微镜观察到聚合物溶液射流在施加电场下从泰勒圆锥顶端被喷射出,比例尺 25 μm E. 聚合物液滴随着射流持续纺丝而逐渐缩小,比例尺 25 μm

目前,静电纺丝技术因制造装置简单、纺丝成本低廉、可纺物质种类繁多、工艺可控等优点,已成为有效制备纳米纤维材料的主要途径之一。然而利用静电纺丝技术制备纳米纤维仍然面临一些需要解决的问题。主要是:①在制备有机纳米纤维方面,用于静电纺丝的天然高分子品种还十分有限,对所得产品结构和性能的研究不够完善,最终产品的应用大都只处于实验阶段,尤其是这些产品的产业化生产还存在较大的问题;②在制备无机纳米纤维方面,静电纺丝无机纳米纤维较大的脆性限制了其应用性能和范围,开发具有柔韧性、连续性的无机纤维是一个重要的课题;③经静电纺丝制备的复合材料需要进行交联后才能进行细胞定植,限制了纳米纤维材料的厚度,虽然通过分层或者滚动细胞定植和三维微编技术能增加材料厚度,静电纺丝法仍然存在其不可控性的限制。

(3)层层自组装技术制备的纳米复合敷料　层层自组装(layer-by-layer self-assembly,LBL)是 20 世纪 90 年代快速发展起来的一种简易、多功能的表面修饰方法。LBL 技术的发展是由 Iller 和更为人熟知的 Decher 利用带电基板(substrate)在带相反电荷中的交替沉积制备聚电解质自组装多层膜为开端的。短短的十余年,在基础研究方面,LBL 得到了巨大的发展。LBL 适用的原料已由最初的经典聚电解质扩展到树状大分子聚电解质、聚合物刷、无机带电纳米粒子如蒙脱土(montmorillonite,MMT)、碳纳米管(carbon nanotubes,CNT)、胶体等。LBL 适用介质由水扩展到有机溶剂以及离子液体。LBL 的驱动力由静电力扩展到氢键、卤原子、配位键,甚至化学键。LBL 也在许多领域得到了推广应用,如传感器、分离膜、超疏水表面等。国内研究方面,清华大学张希院士首创并系统研究了氢键驱动的 LBL,为该领域做出了重要贡献。LBL 可以通过调控非共价氢键、疏水键等分子之间的作用,更精确地组装含活细胞成分的纳米纤维结构。其中,1 型胶原蛋白是最常见的自组装纳米纤维蛋白成分,通过改变纤维直径、密度、方向等条件,可以显著影响细胞生物学行为。当前,科学研究人员已经可以利用层层自组装技术成功交联包括聚合物、无机物、含活细胞成分的基质等制备新型纳米复合敷料。

7.2 纳米复合敷料的特性及作用机制

7.2.1 一般特性

随着尺寸的减小,一系列的物理现象显现出来。其中包括统计力学效应和量子力学效应。并且,同宏观系统相比,许多物理性质会改变,例如材料的表面体积比。材料在纳米尺度下会突然显现出与它们在宏观情况下很不相同的特性,这样可以使一些独特的应用成为可能。例如,不透明的物质变为透明(铜);惰性材料变成催化剂(铂);稳定的材料变得易燃(铝);在室温下的固体变成液体(金);绝缘体变成导体(硅)。物质在纳米尺度的独特量子和表面现象造就了纳米科技的许多分支。纳米复合敷料在纳米尺度上的物理学特性也发生了改变。虽然敷料的特性因含有的组成成分的结构和功能的不同而存在差异,但它们具有共同的特征,包括均一性、多孔性、良好透气性和生物相容性及生物降解性。其他的特性包括广谱而持久的抗菌性和无耐药性。

7.2.2 纳米复合敷料促进创面愈合的机制

7.2.2.1 增强抗菌功能

纳米技术的应用为生命医学领域开辟了新的范畴。在后抗生素时代(post-antibiotic era),基于纳米技术的治疗方法有效地提高抗耐药菌能力,增强敷料治疗感染性创面的抗菌效果,从而促进组织再生和创面愈合。

(1)纳米有机功能复合敷料的抗菌功能

1)聚合物基纳米复合敷料:聚合物基纳米复合敷料通常由壳聚糖、聚乳酸-羟基乙酸共聚物(PLGA)、姜黄素、水凝胶、树状聚合物和纳米胶束等通过自组装形式合成。PLGA 作为 FDA 批准的复合材料(100~200 nm),具有良好的生物相容性、降解性和安全性能,通过交联生长因子和多肽活性物质,产生相应的生物学效应。研究表明,基于 PLGA 交联宿主防御肽 LL37 抗菌肽的纳米复合敷料,能有效治疗多种微生物感染的创面。基于壳聚糖的纳米复合敷料(150~300 nm)不仅具有良好的止血效果,而且可预防创面感染,加速创面愈合。很多研究表明,基于壳聚糖的纳米复合敷料能促进炎症细胞招募至创面,从而增强抗菌能力,例如一种由壳聚糖、海藻酸盐负载磺胺嘧啶银的复合敷料薄膜可以有效地治疗开放型感染创面。而由姜黄素交联复合成的纳米敷料则能有效抑制小鼠感染性创面中的铜绿假单胞菌和金黄色葡萄球菌,从而促进创面愈合。

2)纳米水凝胶:纳米水凝胶作为一种亲水性三维结构,因其良好的多孔性和组织相容性,被广泛用作纳米复合敷料的开发材料,通常这类纳米水凝胶可以同聚乙烯吡咯烷酮(PVP)、聚乙烯醇(PVA)、壳聚糖、透明质酸、胶原蛋白、抗生素等交联,从而具备促进创面愈合的多效功能。例如,有研究表明负载四环素的纳米水凝胶，能使得释放药物浓度80%超过48 h，增强敷料抗革兰氏阳性菌和革兰氏阴性菌能力，减少创面瘢痕形成。另外通过交联疏水修饰的壳聚糖、脂肪酸的纳米水凝胶，能成功封包难溶性药物克拉霉素，从而实现肠道外给药途径，有利于皮肤再生和创面修复。

3）纳米乳剂：纳米乳剂是由油性和水溶性液体组成的纳米颗粒（20～200 nm），通常由双亲高分子通过超声乳化交联而成。在一项皮肤烧伤创面研究中，醋酸氯己定乳化的纳米乳剂能通过阻碍细菌生物膜形成，破坏耐甲氧西林金黄色葡萄球菌（methicillin resistant Staphylococcus aureus，MRSA）细胞壁，导致DNA、蛋白质、Mg^{2+}、K^{+}和碱性磷酸酶外漏，有效对抗皮肤烧伤创面的MRSA。在另一项研究中，通过桉树油乳化壳聚糖而形成的纳米乳剂，能破坏细菌细胞膜，起到有效抗菌作用。近年来，通过纳米乳化技术形成的壳聚糖微胶粒，可以降低磺胺嘧啶银（silver sulfadiazine，SSD）对成纤维细胞的细胞毒性，实现高浓度SSD负载，从而提高其抗菌能力。

（2）纳米无机功能复合敷料的抗菌功能

1）金属纳米颗粒复合敷料：具有促进创面愈合的金属纳米颗粒复合敷料中通常包括金、银、铜颗粒。近年来，研究表明交联纳米金颗粒的生物支架能有效抑制炎症反应，促进肉芽组织生长和新生血管形成。铜金属具有广泛的抗菌和抗病毒作用，但其较强的细胞毒性和组织损害限制了临床应用，通过纳米技术能减轻铜的不良反应，同时保留其强大的抗菌能力，增强了复合敷料的抗菌功能。例如，研究表明纳米铜颗粒复合敷料能有效杀伤包括大肠埃希菌、金黄色葡萄球菌、微球菌、铜绿假单胞菌以及曲霉菌和念珠菌等常见的烧伤创面菌种。同样的研究，通过封闭壳聚糖和纳米铜颗粒的复合敷料，可以协同两者的抗菌能力，提升复合敷料的综合抗菌功能。纳米银敷料作为常用的抗菌敷料，不仅充分发挥了传统银离子和磺胺嘧啶的抗菌能力，同时降低了生物毒性。有研究表明，纳米银敷料的抗炎效果相当于20 ml 吲哚美辛的药效，与此同时，纳米银颗粒仅减少线粒体活化而不活化细胞凋亡机制，因而对细胞无毒性作用。

2)纳米碳颗粒复合敷料:纳米碳颗粒复合敷料中包括碳纳米管(carbon nanotubes,CNT)、石墨烯、纳米金刚石颗粒等。其中CNT作为高疏水型和易聚合倾向的高分子材料,可以通过共价和非共价交联生物分子,从而被认为是一种新型的良好的药物和基因交换载体。同时,CNT本身具有一定的抗菌功能。因此,有研究将包含铜、锌的双金属纳米颗粒同碳纳米管交联而配制成新型的抗菌敷料,这类敷料能有效杀伤创面的革兰氏阳性菌和革兰氏阴性菌及MRSA。石墨烯作为单层碳原子构成的二维晶体,可衍生石墨氧化物(graphite oxide,GO)。石墨烯和GO制备的纳米复合敷料能有效杀伤大肠埃希菌、金黄色葡萄球菌、白念珠菌等。有研究证明了GO纳米复合敷料通过作用于革兰氏阳性菌和革兰氏阴性菌,导致细胞RNA流出,破坏细胞膜结构,从而起到杀菌作用。

7.2.2.2 纳米结构仿生调控细胞行为

(1)基于纳米纤维复合敷料　纳米纤维是由天然或者合成的连续高分子聚合物链条合成的。纳米纤维能够模仿生物体内细胞外基质的纳米孔隙和微观结构,从而调控细胞形态、黏附、增殖、迁移、分化等功能,促进创面愈合。生物体内的纳米纤维由多种蛋白交错形成,不仅给细胞提供结构支撑,还通过非结构性的调控作用调控细胞的生物学功能。纳米纤维的组装方式大致分为3种:相分离、静电纺丝和自组装。其中相分离法最简便,但仅能复合聚酯类分子,且不能精确调控纳米结构,而静电纺丝法能通过精确调控纳米孔径和交联方向,且能实现天然和合成高分子聚合物的交联,是当前常用的纳米纤维制备方式。静电纺丝法存在的缺陷是需要进行交联后才能进行细胞定植,限制了纳米纤维材料的厚度。虽然通过分层或者滚动细胞定植和三维微编技术能增加材料厚度,但静电纺丝法仍然存在其不可控性的限制。而自组装法通过调控非共价氢键、疏水键等分子之间的作用,更精确地组装含活细胞成分的纳米纤维结构。其中,Ⅰ型胶原蛋白是最常见的自组装纳米纤维蛋白成分,通过改变纤维直径、密度、方向等条件,可以显著地影响细胞生物学行为。例如,许多研究表明通过改变纤维方向,能显著影响内皮细胞的形态、功能和增殖活性，增加乳腺癌细胞的侵袭能力，引导神经纤维生长。因此，通过以上纳米纤维技术，可实现仿真生物体内细胞生存的实际结构环境，从而调控细胞正常生物学行为。然而，体外纳米纤维虽然在功能和结构上可以接近实际生物体，但其力学性能往往达不到仿真程度。目前采用双亲多肽交联不同的成分，增强纳米纤维复合敷料的力学性能(图 7.6)。

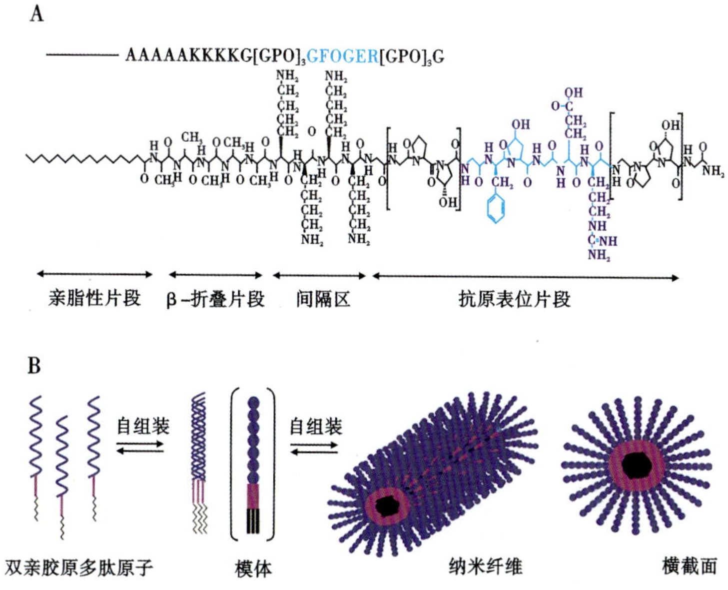

图 7.6　层层自组装制备双亲多肽交联的纳米纤维过程

(ACS Nano, 2011, American Chemical Society 授权)

A. 模拟胶原蛋白双亲多肽分子式　B. 纳米纤维自组装过程

(2)基于纳米颗粒复合敷料　基于纳米颗粒复合敷料包括上述的有机和无机复合敷料，在三维结构层面也能调控细胞行为。例如，有研究人员利用化学交联方法将纳米金颗粒封包在透明质酸/聚-L-赖氨酸聚酯中，使原先的纤维膜硬度增加 10 倍多，原子力显微镜显示纳米金颗粒可以增加材料表面的粗糙度，制备后的新材料可促进小鼠成纤维细胞的黏附和增殖(图7.7)。近年来,包括碳纳米银、碳纳米铜、碳纳米管等纳米颗粒也逐渐被用于改良纳米复合材料的力学性能,用于开发具有强大创伤治疗和促进组织再生能力的新型复合材料。

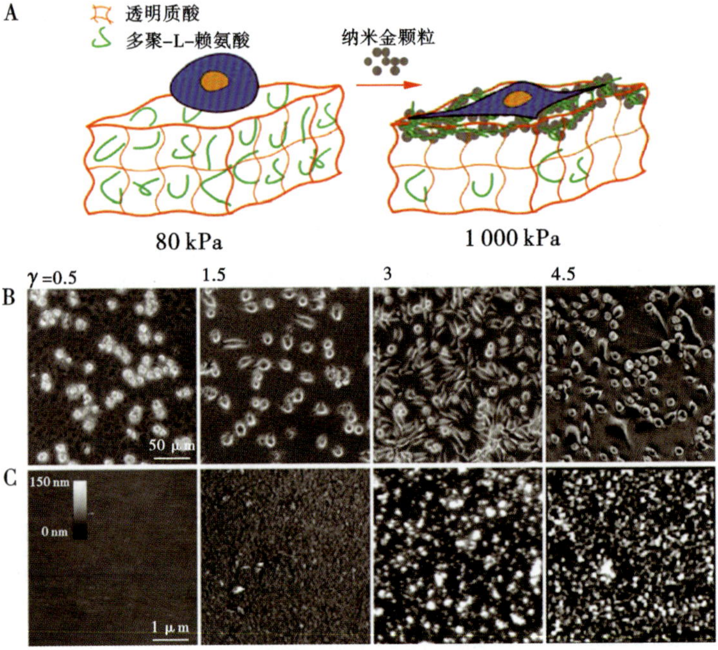

图7.7 纳米金颗粒改变纤维膜力学性能

(Langmuir,2012,American Chemical Society 授权)

A.纳米金颗粒可增加透明质酸/聚-L-赖氨酸聚酯纤维膜的硬度在1个数量级以上 B.小鼠成纤维细胞(L929细胞系)在纳米金颗粒浓度(γ)为3的材料表面黏附能力最强 C.原子力显微镜显示纳米金颗粒封包的纤维膜表面粗糙度增加

7.3 纳米复合敷料在创面修复中的应用

7.3.1 纳米复合敷料的分类

依据纳米复合敷料的抗菌能力，大致可以分为两大类：纳米有机功能复合敷料和纳米无机功能复合敷料。纳米有机功能复合敷料包括聚合物基纳米复合敷料、纳米乳、纳米水凝胶、脂质体和纳米微胶粒等；纳米无机功能复合敷料包括纳米银敷料、纳米金颗粒复合敷料、二氧化钛纳米颗粒复合敷料、磁性纳米颗粒复合敷料和纳米碳复合敷料。

依据结构不同可分为3类：具有纤维结构的称为一维纳米复合敷料；具有层状结构的称为二维纳米材料；晶粒尺寸至少一个方向在几个纳米范围内的称为三维纳米复合敷料。

7.3.2 代表性纳米复合敷料的临床应用

当前，纳米复合敷料在临床上的批准产品，大部分集中在纳米银抗菌敷料，其他类型的复合敷料大部分还处在实验研究阶段，需要解决一些存在的问题以实现临床推广应用。以下重点介绍几种代表性纳米复合敷料在临床应用及相关实验研究的情况。

7.3.2.1 纳米有机功能复合敷料

聚合物基纳米复合敷料通常由壳聚糖、聚乳酸-羟基乙酸共聚物（PLGA）、姜黄素、水凝胶、树状聚合物和纳米胶束等通过自组装形式合成。下面重点介绍几种在创面治疗领域具有较好应用前景的聚合物基纳米复合敷料。

（1）基于壳聚糖的纳米复合敷料

1）特点：壳聚糖，是一种从节肢类动物（甲壳类动物、昆虫）的壳中提取出的甲壳素，经部分脱乙酰作用后获取的高分子碱性多糖聚合物，化学名称为聚葡萄糖胺（1-4）-2-氨基-B-D 葡萄糖（又称氨基多糖），分子式为 $C_{56}H_{103}N_9O_{39}$（图 7.8）。

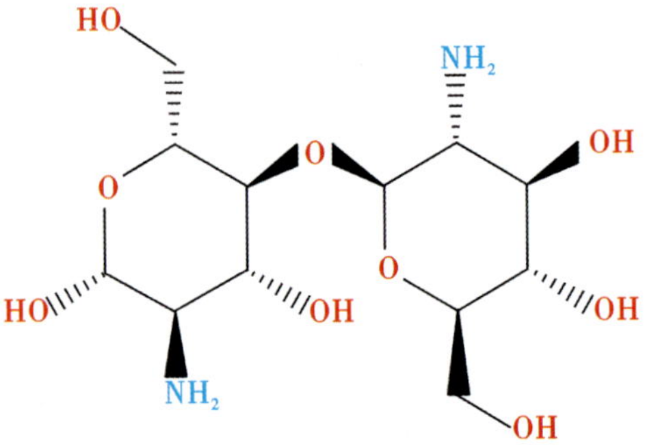

图7.8 壳聚糖单元结构式

壳聚糖是一种带阳离子聚合物,呈弱碱性,不溶于水,能溶于稀酸,其组成成分葡萄糖胺经生物体内生化反应生成黏多糖,后者是细胞外基质重要成分之一,从而展现出良好的生物相容性和生物降解性(图7.9)。因其携带的阳离子,壳聚糖可以有效地吸附细菌、真菌等带阴离子病原体,发挥强效的抗菌能力。同时,阳离子可以使得聚合物长链吸附细胞膜成分,使得壳聚糖具有促渗透性,在药代动力学和药效动力学上发挥作用。壳聚糖在创面愈合早期通过招募趋化因子和刺激血小板生长,发挥抗炎和止血的作用。有关研究表明,壳聚糖还可通过减少环氧化酶-2(cyclooxygenase-2,COX-2)和前列腺素 E_2 及其他促炎因子的表达,减轻炎性疼痛。

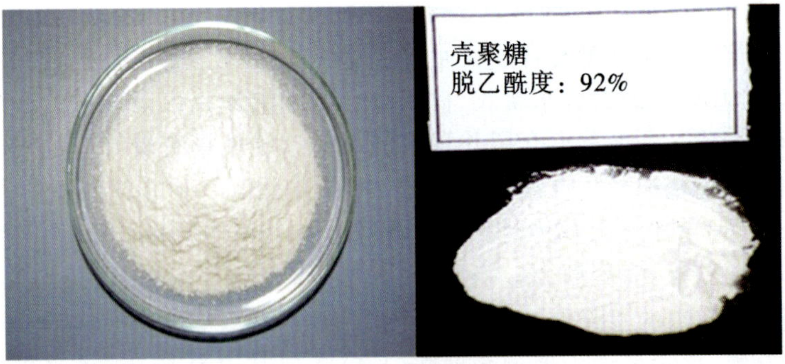

图7.9 壳聚糖外观(白色或灰白色半透明的片状或粉状固体)

壳聚糖本身不仅具有高生物相容性，强效抗菌、抗炎症反应及止血、止痛能力，还可以仿真细胞外基质的纳米结构促进组织细胞再生，同时可以很好地交联不同的活性物质而协同多种生物学效应。目前，通过静电纺丝或者层层自组装技术，将壳聚糖同其他聚合物、纳米颗粒及活性物质（抗菌药、抗氧化剂、生长因子等）交联制备成新型纳米复合敷料，实现了多重生物效应的融合。因而，基于壳聚糖的纳米复合敷料，不仅具有良好生物相容性和强效抗菌、抗炎及止血、止痛能力，还因各自交联的成分展现出如促上皮化、血管生长等功能。

2）分类：当前，基于壳聚糖的纳米复合敷料包括纳米纤维敷料、纳米颗粒复合敷料、纳米水凝胶、纳米纤维膜等，已在烧伤、慢性溃疡等创面的治疗中显示出其独特的优越性。

3）临床应用及实验室研究如下。

ⅰ.基于壳聚糖的纳米颗粒复合敷料：目前研究人员已探索出通过反向胶束化、反向乳化、乳液滴聚结和静电络合等方法，将壳聚糖同纳米颗粒进行交联，制备具有缓释抗菌、抗炎药物，强效止血的复合纳米敷料。例如有关研究利用自组装技术将纳米银颗粒、壳聚糖进行交联，获得纳米银/壳聚糖复合敷料，并在大鼠背部创面模型中研究其生物功能。结果表明，纳米银/壳聚糖复合敷料较磺胺嘧啶银敷料可显著提高创面愈合率（图 7.10），同时银离子血药浓度下降。不育性和热原质试验结果为阴性，证实了这种敷料的生物安全性。这些提示了基于壳聚糖复合纳米敷料的临床广阔应用前景。

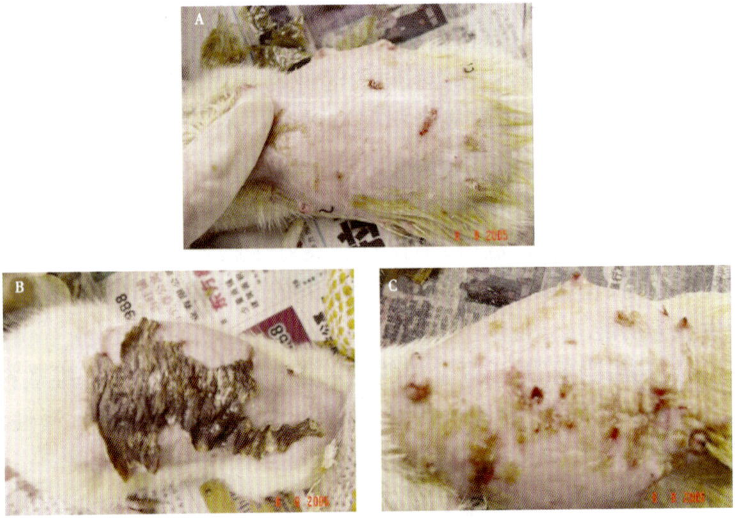

图 7.10 纳米银/壳聚糖复合敷料促进大鼠背部创面愈合
A. 纳米银/壳聚糖复合敷料组 B. 磺胺嘧啶银敷料组 C. 壳聚糖敷料组

随后，有研究人员在制备纳米银/壳聚糖复合泡沫(海绵)敷料后，通过硬脂酸涂层处理，获得非对称性亲、疏水性纳米银/壳聚糖复合敷料。这种新型的敷料，不仅保留与创面接触层的亲水性，以保证抗菌及止血功能，而且对上层进行疏水性处理可使其具有自洁净特性(图 7.11)。研究结果显示，这种非对称性亲、疏水性纳米银/壳聚糖复合敷料具有更好的保水性，更强的抗菌、止血能力，生物相容性实验表明其无毒性，同时这种敷料较单纯壳聚糖和纳米银敷料，更能促进小鼠创面再上皮化和胶原沉积(图 7.12)。应用这种敷料的小鼠体内的银离子血药浓度远低于纳米银敷料组。这些研究更深入地解释了基于壳聚糖的纳米颗粒复合敷料促进创面治疗的机制。

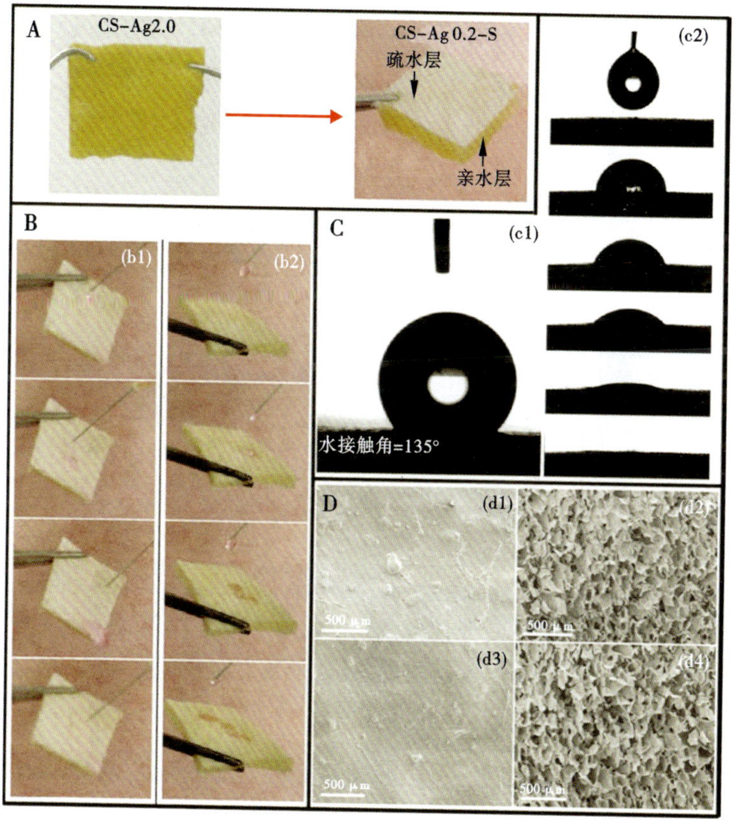

图 7.11 非对称性亲、疏水性纳米银/壳聚糖复合敷料的制备

(ACS Appl. Mater. Interfaces, 2016, American Chemical Society 授权)

A. 硬脂酸涂层技术处理纳米银/壳聚糖复合敷料(CS-S)单面 B、C. b1、c1 为疏水层, b2、c2 为亲水层 D. d1、d2 为纯壳聚糖敷料的疏水层、亲水层, d3、d4 为纳米银/壳聚糖复合敷料的疏水层、亲水层

CS-Ag 0.2-S: 非对称性纳米银/壳聚糖复合敷料(0.2 mmol/L 纳米银溶液)

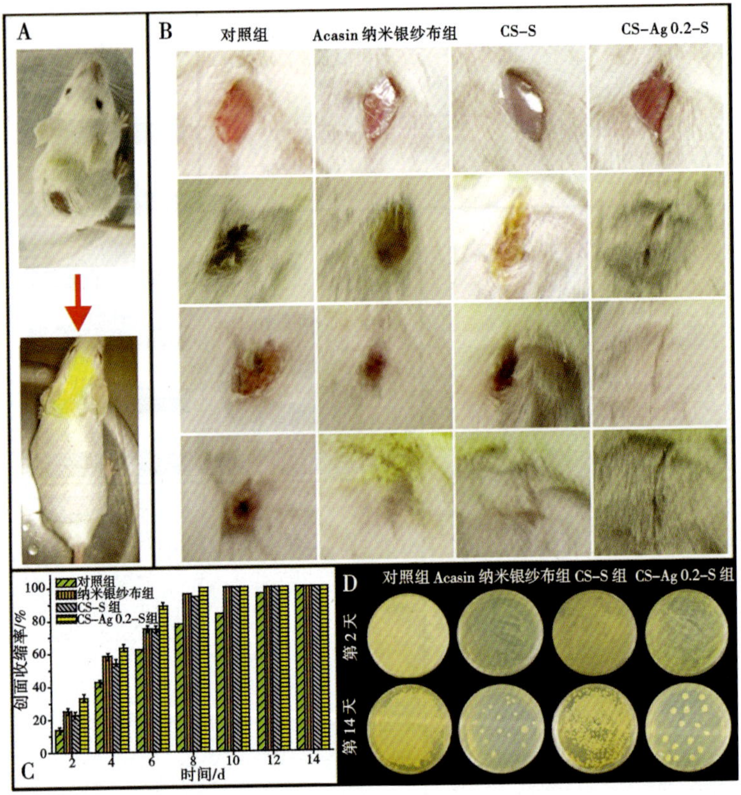

图 7.12 非对称性亲、疏水性纳米银/壳聚糖复合敷料促进小鼠背部全层缺损创面愈合

(ACS Appl. Mater. Interfaces, 2016, American Chemical Society 授权)

A. 小鼠背部创面形成后给予不同敷料包扎 B. 第 0、4、8、12 天不同分组小鼠创面的照片 C. 创面愈合时间评估 D. 第 2、14 天不同分组小鼠创面细菌培养结果

CS-S：纳米银/壳聚糖复合敷料；CS-Ag 0.2-S：非对称性纳米银/壳聚糖复合敷料（0.2 mmol/L 纳米银溶液）

ⅱ. 基于壳聚糖的纳米纤维复合敷料：研究表明，单纯的壳聚糖不足以仿真细胞外基质的微观结构而调控细胞增殖、迁移等行为。

而通过静电纺丝技术将一些经美国 FDA 批准的人工合成高分子聚合物同壳聚糖共混交联，可以增强壳聚糖基复合纳米材料的再生医学功能。对于组织再生功能而言，通常选用有生物相容性和降解性的聚合物，例如聚己内酯、聚亚安酯等聚酯类聚合物，例如黄蓉等利用层层自组装技术将聚己内酯（polycaprolactone，PCL）、壳聚糖（chitosan，CS）同细菌纤维素、Ⅰ型胶原蛋白进行交联，制备新型的纳米纤维复合敷料。体外试验研究证实这种新型敷料可促进人皮肤来源成纤维细胞的迁移、增殖，其中α-微管蛋白、Ⅳ型胶原蛋白和整合素β1 等表达均升高。体内试验表明，该敷料能促进大鼠急性创面血管再生，从而促进创面愈合。也有学者将聚乳酸、壳聚糖和Ⅰ型胶原蛋白进行交联，制备具有缓释芦荟汁功能的新型复合敷料。体外试验显示该敷料促进小鼠成纤维细胞系（L929）黏附、增殖。随后，国内学者通过交联聚己内酯、壳聚糖和一氧化氮（NO），研制出一种可以缓释 NO 的新型复合纳米敷料。扫描电镜显示该敷料纤维平均直径为（0.74 ± 0.25）μm，孔隙平均直径为（3.57 ± 0.85）μm。这种多孔、高表面积/体积比的敷料在小鼠创面实验中可加速创面愈合，促进肉芽组织形成和胶原沉积，提示这种可以直接促进 NO 释放至创面的复合敷料是一种具有良好应用前景的先进敷料。

基于壳聚糖的
纳米纤维复合
敷料（视频）

(2)基于 PLGA 的纳米复合敷料

1)特点:聚乳酸-羟基乙酸共聚物(PLGA)由两种单体——乳酸和羟基乙酸随机聚合而成,是一种可降解的功能高分子有机化合物,具有良好的生物相容性、良好的成囊和成膜的性能,无毒,被广泛应用于制药、医用工程材料和现代化工业领域(图 7.13)。在美国 PLGA 通过 FDA 认证,被正式作为药用辅料收录进美国药典。

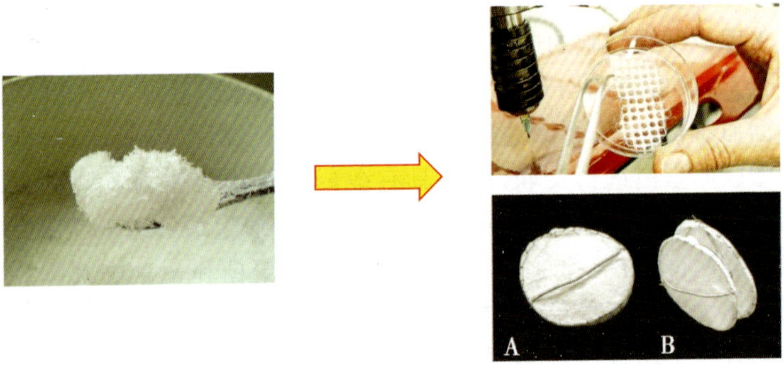

图 7.13　PLGA 广泛应用于医用工程材料领域

3D 打印材料,纳米纤维膜正面观(A),侧面观(B)

不同的单体比例可以制备出不同类型的 PLGA,所有的 PLGA 都是非定型的,其玻璃化温度在 40 ~ 60 ℃。纯乳酸或羟基乙酸聚合物比较难溶,而两者聚合成的 PLGA 却展现出了广泛的溶解性,它能够溶解于更多的溶剂当中,如氯化溶剂类及四氢呋喃、丙酮或乙酸乙酯等溶剂。PLGA 的降解产物是乳酸和羟基乙酸,二者也是人机体代谢过程的副产物,所以当它应用在医药和生物材料中时不会有不良反应。PLGA 有良好的生物相容性和生物降解性能且降解速度可控,在生物医学工程领域有广泛的用途。目前已被用以制作人工导管、药物缓释载体、组织工程支架材料。各种 PLGA 药物微球制备应用也多见有报道,其中 PLGA 微球作为蛋白质、酶类药物的载体,是研究的热点。

2)分类:基于 PLGA 的纳米复合敷料可分为 PLGA 纳米纤维

膜、PLGA 纳米复合纤维支架等。

3）临床应用及实验室研究如下。

ⅰ.PLGA 纳米纤维膜：有研究通过静电纺丝方法将 PLGA、胶原、多种抗菌药（万古霉素、庆大霉素）、利多卡因进行交联，获得新型可降解纳米纤维膜，并证实这类纳米纤维膜不仅持续释放高浓度万古霉素和庆大霉素超过 3 周，而且能通过促进大鼠感染性创面再上皮化和肉芽组织形成，促进创面愈合（图 7.14）。基于 PLGA 的纳米敷料的药物缓释作用在创面治疗领域展示出了很好的应用前景。也有研究将二甲双胍和 PLGA 混溶入六氟异丙醇后，利用静电纺丝技术，制备出负载二甲双胍的 PLGA 纳米纤维膜。该复合纤维膜能缓释高浓度的二甲双胍达 3 周左右，并且较单纯 PLGA 纳米纤维膜具有更好的亲水性（图 7.15）。动物实验表明，负载二甲双胍的 PLGA 纳米纤维膜较单纯 PLGA 纳米纤维膜和普通纱布能更好地促进糖尿病小鼠创面愈合（图 7.16）。

ⅱ.PLGA 纳米复合纤维支架：PLGA 良好的生物相容性和易于成膜、成囊特性，使其作为组织工程支架材料在创面治疗领域的应用存在诸多的优势。有研究通过静电纺丝获取的 PLGA 纳米同聚丙烯环进行热封，制备成新型 PLGA 纳米复合支架，结果显示，这种 PLGA 纳米纤维支架在培养基中保持空间尺寸不变而不皱缩，同时能悬浮于细胞培养基上，可实现皮肤组织工程中表皮细胞接触空气必需的条件（图 7.17）。课题随后研究该支架对人皮肤角质形成细胞（human skin epidermal keratinocytes，HSEK）行为学的影响，结果表明，PLGA 复合支架有利于 HSEK 的增殖和渗透（图 7.18）。

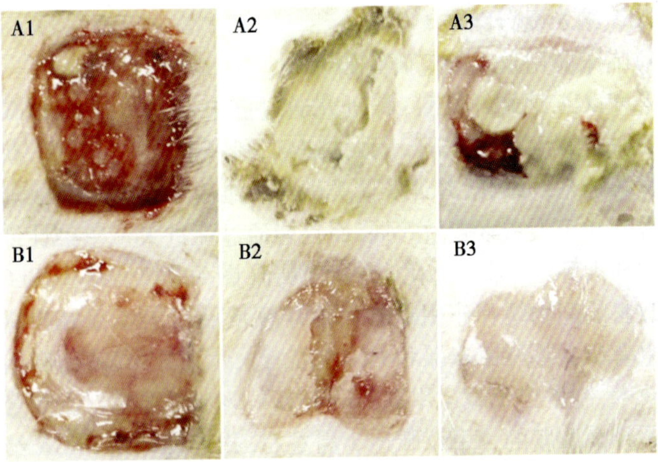

图 7.14 可降解纳米纤维膜促进大鼠背部感染性创面愈合

A1 ~ A3 组(PLGA/胶原蛋白组):术后 1、2、3 周创面愈合情况 B1 ~ B3 组(PLGA/胶原蛋白纳米纤维膜组):术后 1、2、3 周创面愈合情况

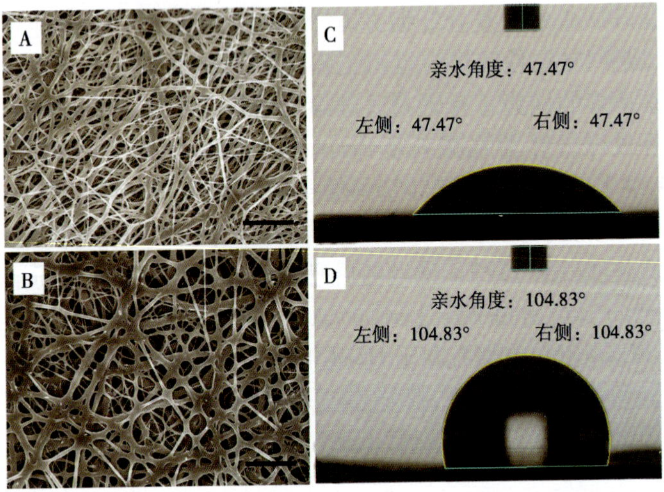

图 7.15 两种 PLGA 静电纺丝纳米纤维膜的微观结构和亲水性比较
(ACS Applied Materials & Interfaces, 2014, American Chemical Society 授权)

A、B. 分别为负载二甲双胍的 PLGA 纳米纤维膜和单纯 PLGA 纳米纤维膜的扫描电镜图(比例尺为 5 μm),两者纤维直径分别为(443±121) nm 和(772±326) nm C、D. 分别为负载二甲双胍的 PLGA 纳米纤维膜和单纯 PLGA 纳米纤维膜的亲水接触角测量图,两者接触角分别为 47.47°和 104.83°

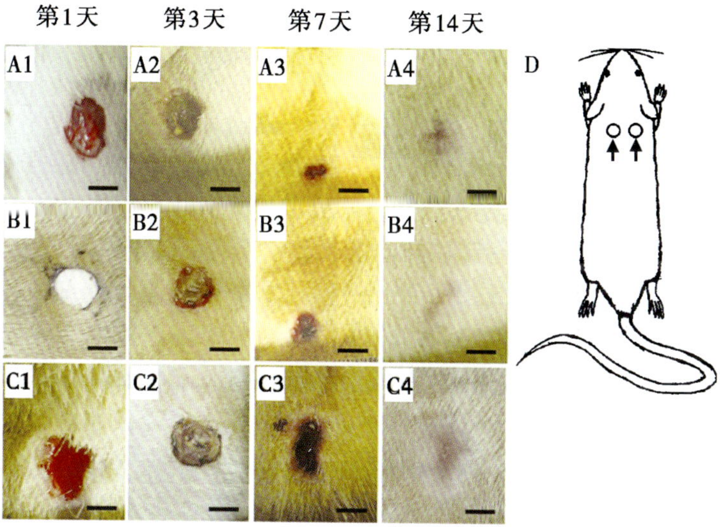

图 7.16　负载二甲双胍的 PLGA 纳米纤维膜促进糖尿病小鼠创面愈合

（ACS Applied Materials & Interfaces，2014，American Chemical Society 授权）

A、B、C. 分别为负载二甲双胍的 PLGA 纳米纤维膜、单纯 PLGA 纳米纤维膜和普通纱布处理的创面动态观察图　D. 表示在小鼠背中线两侧对称制备两个直径为 8 mm 的圆形创面

A 组较 B、C 组显示更快的愈合速度（$P<0.05$）

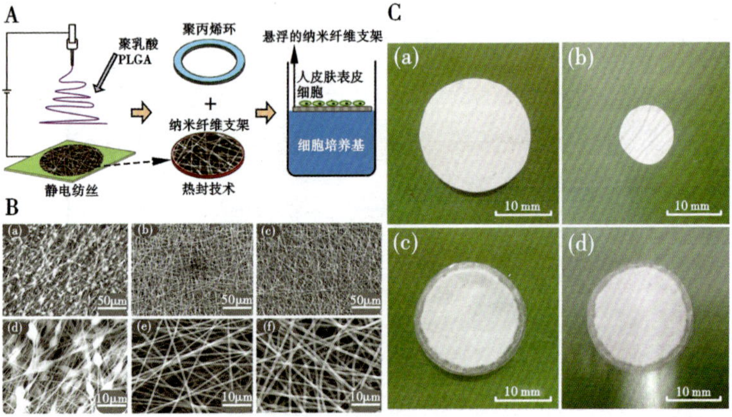

图 7.17 可悬浮、不皱缩的 PLGA 纳米纤维材料作为皮肤组织工程支架的制备过程

(ACS Applied Materials & Interfaces,2015,American Chemical Society 授权)

A. 新型 PLGA 纳米纤维材料制备的示意图 B.(a)(d)、(b)(e)、(c)(f)表示的是以 PLGA 0.2、0.3、0.4 g/ml 浓度制备的 PLGA 纳米纤维支架的扫描电镜图 C. 纳米纤维支架的皱缩测验,(a)(b)、(c)(d)分别是普通 PLGA 支架和经聚丙烯热封固定的 PLGA 支架在浸入 PRS 缓冲液 24 h 前后的对比图

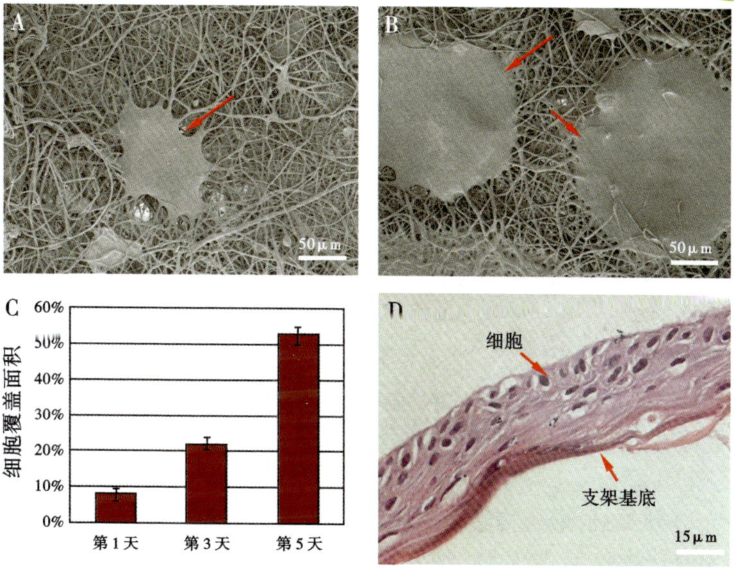

图 7.18 PLGA 纳米纤维支架有利于人皮肤角质形成细胞增殖和渗透

(ACS Applied Materials & Interfaces,2015,American Chemical Society 授权)

A、B. 分别为 HSEK 在该纳米纤维支架上孵育培养 1 d 和 5 d 的扫描电镜图 C. 5 d 生长周期的细胞覆盖面积 D. HE 染色切片横截面展示 PLGA 纳米纤维支架内细胞渗透定植

(3)基于姜黄素的纳米复合敷料

1)特点:姜黄素(curcumin)是一种从姜科植物姜黄等的根茎中提取得到的黄色色素,为酸性多酚类物质,主链为不饱和脂肪族及芳香族基团,具有抗炎、抗氧化、抗类风湿等药理作用(图 7.19)。大量的研究表明,姜黄素及其衍生物作为一类多功能的药物,不仅在心血管疾病、神经退行性疾病、呼吸疾病、消化疾病和自身免疫性疾病等慢性病的治疗中发挥显著的作用,同时也能加速急、慢性创面愈合。但是,姜黄素及其衍生物水溶性差,经口服受消化道屏障限制,生物利用度低、半衰期短、代谢快、化学结构不稳定和易受光降解等特性,限制了其临床推广应用。为解决传统姜黄素及其衍生物的制药学缺点,近年来,研究人员利用纳米封装技术建立靶向运

载姜黄素及其衍生物的药物转运系统，以提高其临床药代学效应，减轻不良反应。

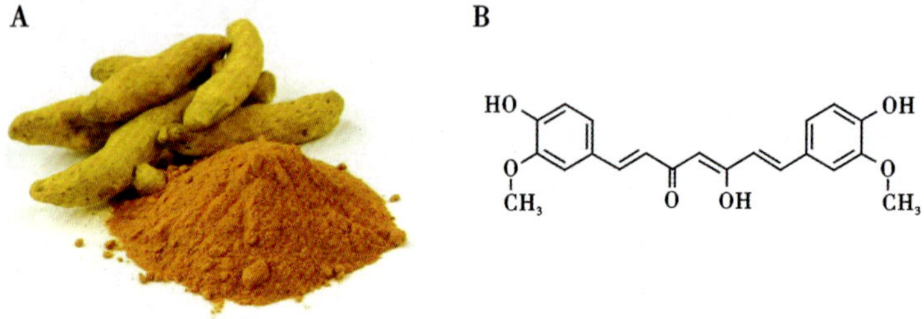

图 7.19　姜黄素及化学成分

A. 姜黄素粉末　B. 姜黄素化学结构式

2）分类：根据药物转运系统不同的成分，可以将该类复合敷料分为聚合物胶束、脂质体、纳米复合水凝胶、纳米复合纤维支架和纳米颗粒复合材料等。

3）临床应用及实验室研究如下。

ⅰ. 基于姜黄素颗粒的纳米复合水凝胶：有研究人员应用纳米封装技术将姜黄素纳米颗粒以微球体形式交联至热敏水凝胶体系中，制备出具有靶向缓释姜黄素功能的新型纳米复合水凝胶。动物实验表明，该复合水凝胶可显著提高糖尿病小鼠创面的愈合速度（图 7.20）。

ⅱ. 基于姜黄素颗粒的纳米复合纤维支架：有研究人员探索利用超声乳化技术将姜黄素、油酸和藻朊酸盐、壳聚糖进行交联，制备出负载姜黄素的油酸纳米复合敷料。动物实验结果显示，该敷料较未负载姜黄素的油酸纳米复合敷料和纱布能显著地缩短大鼠背部全层皮肤缺损创面的愈合时间（图 7.21），显示出其在慢性创面治疗应用领域的广阔前景。

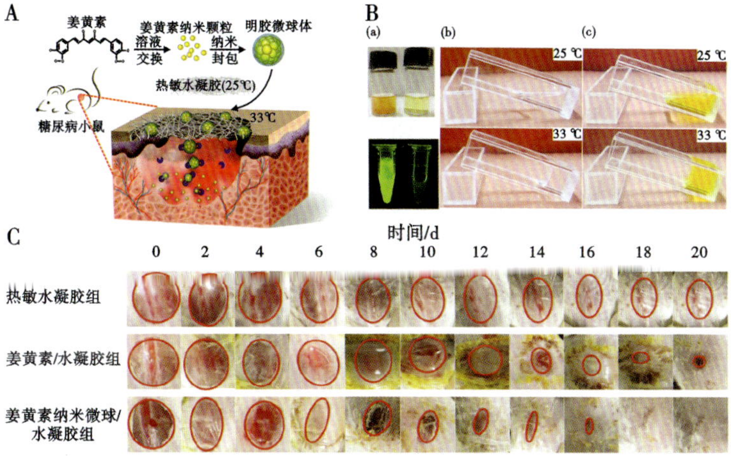

图 7.20　负载姜黄素纳米微球的复合水凝胶促进糖尿病小鼠背部全层皮肤缺损创面愈合

（Molecular pharmaceutics，2012，American Chemical Society 授权）

A. 负载姜黄素纳米微球的复合水凝胶制备和缓释药物过程的示意图

B.（a）普通姜黄素和姜黄素纳米颗粒溶解于 PBS 溶液，紫外线曝光下呈现不同的荧光强度；（b）（c）分别为普通水凝胶和负载姜黄素纳米微球的复合水凝胶在室温下呈现液体状态（上图），加热至 33 ℃成胶（下图）　C. 负载姜黄素纳米微球的复合水凝胶较普通水凝胶和姜黄素/水凝胶更能促进糖尿病小鼠背部全层皮肤缺损创面愈合

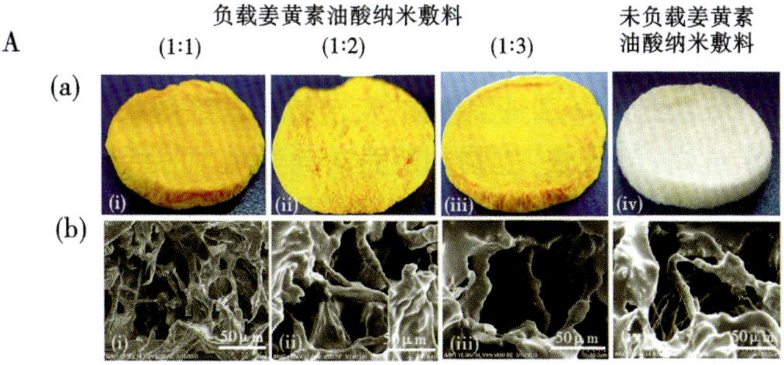

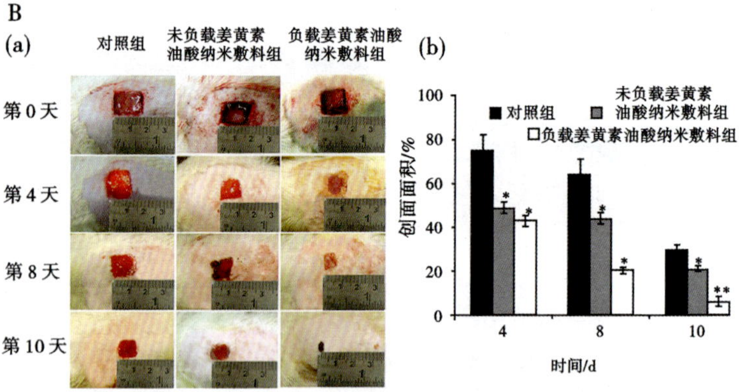

图7.21 姜黄素/油酸纳米复合纤维敷料促进大鼠背部全层缺损创面愈合

(ACS Applied Materials & Interfaces,2018,American Chemical Society 授权)

A.(a)(b)分别为负载姜黄素油酸纳米复合纤维敷料和未负载姜黄素油酸纳米敷料的外观图和扫描电镜微观结构图(其中按藻朊酸盐、壳聚糖体积比例不同分为1∶1、1∶2、1∶3) B.(a)姜黄素/油酸纳米复合纤维敷料、未负载姜黄素油酸纳米敷料和对照组(纱布覆盖)处理的大鼠背部创面愈合情况 (b)创面面积以占原始创面面积百分比计算,例数为6个/组,$P<0.05$ *、$P<0.005$ ** 表示姜黄素/油酸纳米复合纤维敷料、未负载姜黄素油酸纳米敷料组同对照组比较差异有统计学意义

7.3.2.2 纳米水凝胶

(1)特点 纳米水凝胶通常指直径在200 nm以下的水凝胶,是一种水溶胀性的,具有交联结构的亲水纳米三维网状高分子材料,因其含水量高、溶胀快、生物相容性好等优点而受到广泛研究和关注。

(2)分类 水凝胶的分类有多种方法。

1)根据水凝胶的网络键合,可以分为物理凝胶和化学凝胶。前者是通过氢键、静电作用或者链的形式等形成,通过加热凝胶可转变为溶液,所以也被称为假凝胶或热可逆凝胶;后者则是通过化学键交联形成的三维网络聚合物,是永久性的,又称为真凝胶。

2）根据水凝胶对外界刺激的响应情况，可分为传统的水凝胶和环境敏感的水凝胶两大类。传统的水凝胶对环境的变化如温度或pH等的变化不敏感，而环境敏感的水凝胶是指自身能感知外界环境（如温度、pH值、光、电、压力等）微小的变化或刺激，并能产生相应的物理结构和化学性质变化甚至突变的一类高分子凝胶。

3）根据水凝胶成分来源的不同，又可以将纳米水凝胶分为天然来源水凝胶、人工合成水凝胶和混合水凝胶。其中天然来源的成分包括脱细胞的细胞外基质、重组蛋白质（胶原蛋白、明胶、弹性蛋白、纤维蛋白等）和多糖；人工合成来源的成分包括超分子聚合物；混合水凝胶成分包括超分子聚合物和纳米颗粒。

4）根据制备方法不同，又可将纳米颗粒水凝胶分为以下3种：①纳米或微米尺寸水凝胶颗粒封包聚合物或无机物纳米颗粒；②纳米颗粒通过非共价作用结合到水凝胶中；③纳米颗粒通过共价作用结合到水凝胶中（图7.22）。

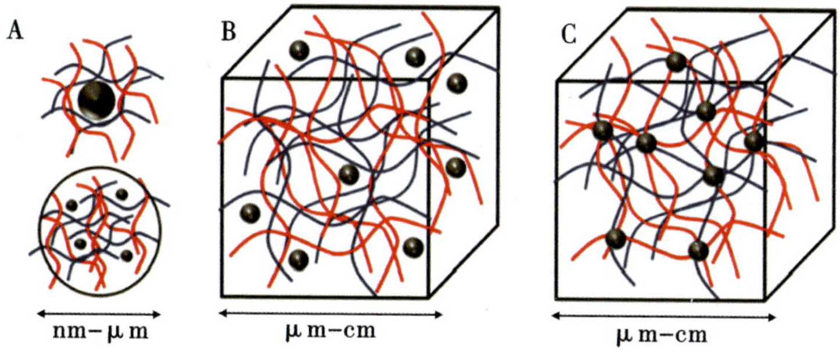

图7.22　制备纳米颗粒水凝胶的三种方法

A. 纳米或微米尺寸水凝胶颗粒封包聚合物或无机物纳米颗粒　B. 纳米颗粒通过非共价作用结合到水凝胶中　C. 纳米颗粒通过共价作用结合到水凝胶中

（3）临床应用及实验室研究　单一的水凝胶的力学性能和结构不足以形成功能性生物敷料。研究人员发现，通过不同的制备方法将纳米颗粒、壳聚糖等高分子聚合物同水凝胶进行交联结合制备的复合型材料，具有良好的生物相容性、多样化的结构以及合适的力学性能，成了众多领域研究的热点。

1）多种聚合物交联的复合纳米水凝胶：在众多天然来源的高分子聚合物中，Ⅰ型胶原蛋白是最常用于制备水凝胶的主要成分之一，而Ⅰ型胶原蛋白通常能与藻朊酸盐实现较好的交联，形成多孔复合纳米水凝胶。藻朊酸盐又能与聚乙烯醇（PVA）、聚乙二醇（PEG）等人工合成聚合物交联，获取高硬度、强韧性等力学性能的复合纳米水凝胶，以弥补单一水凝胶成分力学性能的不足。例如有研究利用共聚合作用将Ⅰ型胶原蛋白与藻朊酸盐同聚己内酯交联，制备复合纳米支架。该新型支架较单纯聚己内酯支架表面粗糙度增加、抗拉伸能力增强（图 7.23），在体外实验中证实该纳米支架更能促进小鼠成骨前体细胞的黏附、增殖和钙沉积。该实验提示了通过不同聚合物交联可以改变复合材料的力学性能，从而调控细胞形态和行为学改变，影响创面愈合。

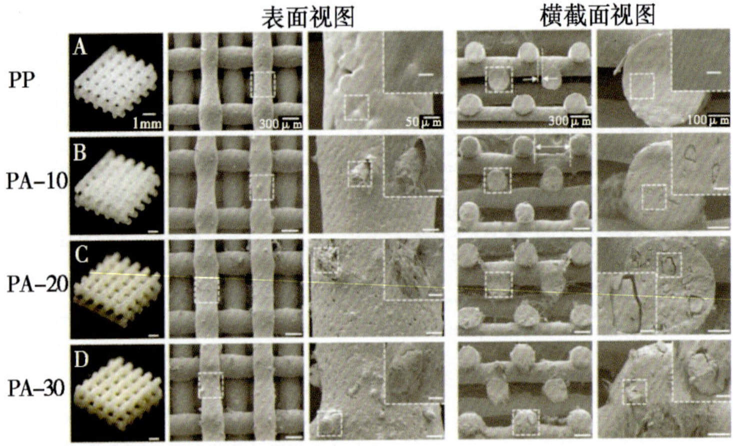

图 7.23　Ⅰ型胶原蛋白、藻朊酸盐和聚己内酯交联成复合纳米支架大体图和扫描电镜图

（ACS Comb. Sci，2014，American Chemical Society 授权）

PP 为纯聚己内酯支架；PA-10、PA-20、PA-30 分别为同 10%、20%、30% 质量比藻朊酸盐交联制备的复合纳米支架

明胶作为另外一种常见的制备水凝胶成分，可以和多种聚合物实现良好的交联。例如，有研究将明胶、壳聚糖和聚乙烯醇（PVA）按不同比例进行交联，制备纳米复合水凝胶，结果发现明胶和壳聚糖成分比例为 1∶1 所制备的水凝胶，具有最佳的止血效果，同时具备 pH 值敏感、高溶胀和透气性能良好等优点，具有良好的临床应用前景。

2）基于纳米颗粒的复合水凝胶：除了不同种类聚合物进行共聚合作用外，研究者发现将一些兼具良好生物相容性和降解性的纳米颗粒通过共价或者非共价的方式结合到水凝胶中，同样可以制备具有多样化结构以及合适力学性能的复合水凝胶，从而更好地应用于创面治疗中。常见的纳米颗粒包括金属纳米颗粒（纳米银、纳米金、纳米铜）、非金属纳米颗粒（羟基磷灰石、磷酸钙、二氧化硅）和聚合物纳米颗粒（环糊精、超支化聚酯类纳米颗粒）。目前应用于临床治疗创面修复的纳米颗粒水凝胶的商品化产品仅有纳米银水凝胶这一种，其他仍处于临床前实验阶段。尽管如此，基于纳米颗粒的复合水凝胶仍然具有面向未来临床应用的广阔前景。

ⅰ.负载药物缓释作用：浙江大学研究人员利用富含固体脂质纳米颗粒水凝胶负载黄芪甲苷（一种从黄芪中提取的高纯度药物），制备成新型纳米复合水凝胶。他们的研究结果显示，这种复合水凝胶能促进角质形成细胞的迁移和增殖，提高成纤维细胞吸收黄芪甲苷的含量，起到缓释药物的作用。动物实验结果表明，这种复合水凝胶能更好地促使血管成长和胶原机化，从而有效提高大鼠皮肤急性创面愈合率，抑制瘢痕增生。另外，有研究人员通过席夫碱将包埋有纳米银颗粒的阳离子聚合物和氧化葡聚糖进行交联，制备成具有 pH 值响应能力的复合纳米水凝胶。该复合纳米水凝胶可响应生长期活菌产生的酸性而缓释银离子和阳离子，从而协同增强抗菌能力，在体实验证实了该新型水凝胶较聚氨酯-氧化葡聚糖复合水凝胶和商用银凝胶更能降低小鼠皮肤金黄色葡萄球菌感染率（图 7.24）。这些实验室的研究，总体显示了基于纳米银颗粒的复合水凝胶在制备药物缓释作用的抗菌敷料上具有很大的应用前景。

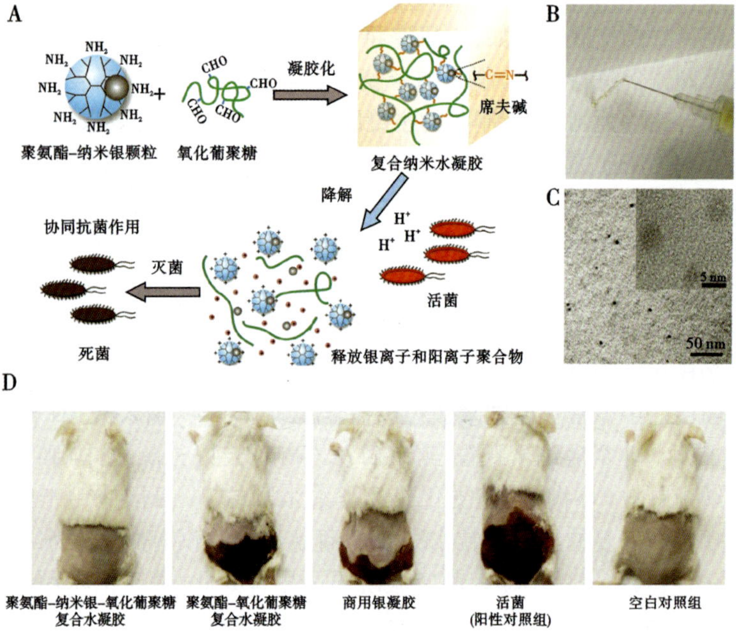

图7.24 具有强效、广谱抗菌能力的聚氨酯-纳米银-氧化葡聚糖复合水凝胶的制备和在体动物实验

(ACS Appl. Mater. Interfaces, 2018, American Chemical Society 授权)

A. 聚氨酯-纳米银-氧化葡聚糖复合水凝胶的制备及协调抗菌作用示意图 B. 从注射器推出的聚氨酯-纳米银-氧化葡聚糖复合水凝胶外观 C. 氧化葡聚糖-纳米银颗粒的扫描电镜图(黑点表示氧化葡聚糖-纳米银颗粒) D. 在体动物实验

ⅱ. 仿生结构调控皮肤细胞修复微环境:通过纳米颗粒同一些聚合物或者非聚合物交联形成的复合水凝胶,可以实现制备模拟生物体内主要修复细胞(成纤维细胞、角质形成细胞、血管内皮细胞、间充质干细胞及免疫细胞)各向异性的细胞外基质结构,为促进细胞迁移和增殖提供最适合的物理微环境。例如,有研究人员将聚丙烯酰胺(polyacrylamide, PAAm)、多巴胺甲基丙烯酰胺(DMA)和纳米硅酸镁锂颗粒进行交联,制备出仿生水凝胶,这种新型多成分水

凝胶较普通水凝胶更具良好的化学和物理性能。当然，通过微细加工等方法制备具有时空变化的仿生细胞微环境的水凝胶仍然是组织工程的热点和难点。

7.3.2.3 纳米乳

(1)特点 纳米乳(nanoemulsion)又称微乳(microemulsion)，是由水、油、表面活性剂和助表面活性剂等自发形成，粒径为1～100 nm的热力学稳定、各向同性，透明或半透明的均相分散体系。1943年Hoar和Schulman首次发现并报道了这一分散体系。纳米乳具有许多其他制剂无可比拟的优点：①属热力学稳定系统的各向同性透明液体；②制备方法简便，可自发形成粒径为1～100 nm的纳米乳；③黏度低，可减轻注射疼痛；④具有缓释和靶向作用；⑤提高药物的溶解度，减少药物在体内的酶解，提高药物的生物利用度。因此，纳米乳作为良好的药物载体，成为新型复合敷料重要的组成成分。

(2)分类 一般来说，纳米乳可分为3种类型，即水包油型纳米乳(O/W)、油包水型纳米乳(W/O)以及双连续型纳米乳(B.C)。

(3)临床应用及实验室研究 将一些活性药物加入乳化体系制备的纳米乳剂因具有良好的药物载体作用而显示出良好的临床应用前景。目前有研究尝试将亲脂性麝香草酚同高渗糖类基质乳化制备成新型纳米乳液，评估其抗菌及创面修复能力。他们分别用不同浓度(0.000%、0.010%、0.030%和0.063%)麝香草酚溶液制备成纳米乳液，研究其对猪背感染性创面的影响。结果显示，与空白对照组比较，不同浓度麝香草酚溶液制备的纳米乳液可更好地降低创面细菌负载，提高止血效果，而不影响创面再上皮化，表明这类纳米乳剂具有良好的抗菌及止血效果(图7.25、图7.26)。

纳米乳是一种非平衡体系，需要消耗很多能量，因此对表面活性剂和其他稳定剂的要求很高，目前临床推广还有待进一步深入研究。

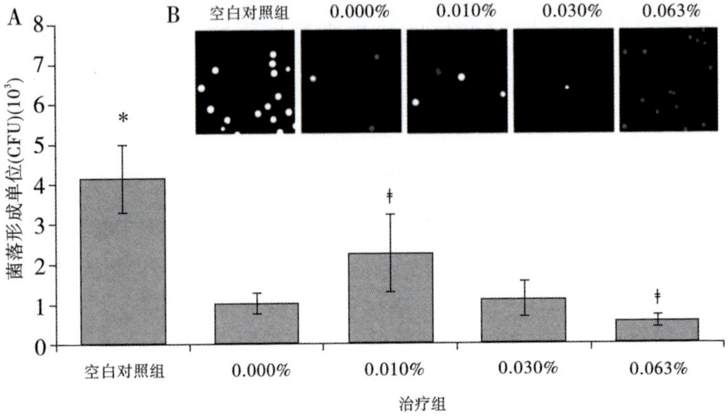

图 7.25　不同浓度麝香草酚溶液纳米乳剂降低猪背感染性创面细菌负载的对比

A. 24 h 创面细菌培养结果示各实验组较空白对照组病原体数量显著降低
B. 代表性培养皿图像显示病原体菌落形成单位(CFU)(1∶40 稀释)

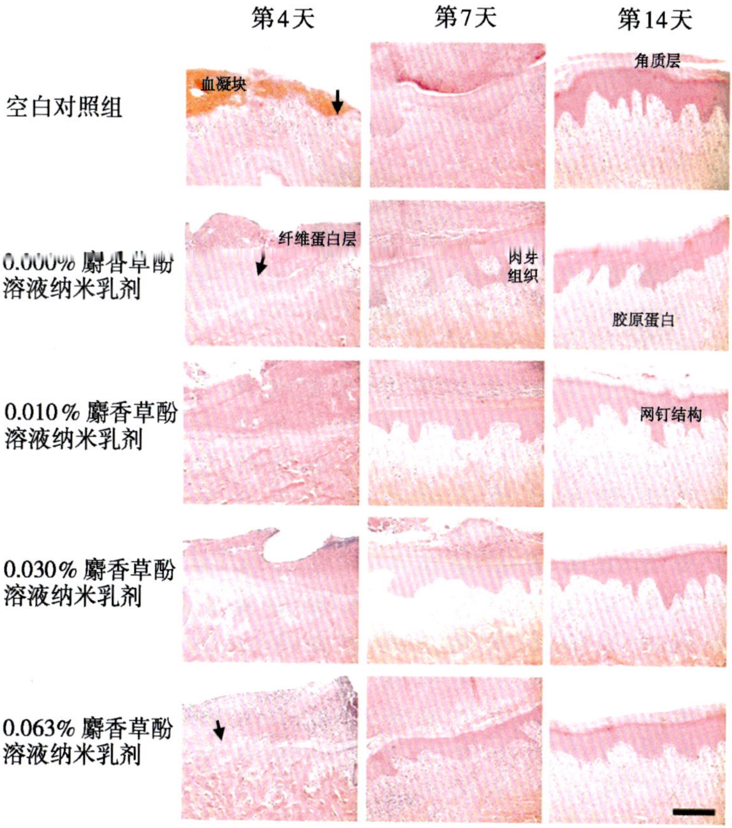

图 7.26　不同浓度麝香草酚溶液纳米乳剂对猪背感染性创面的影响

图中第 4 天空白对照组有明显的血凝块(RBC),而其他各实验组均在创面真皮上覆盖一层薄纤维蛋白层(Fibrin),黑色箭头表示角质形成细胞迁移边缘。第 7 天大部分创面形成肉芽组织(G),第 14 天形成角质层、新型胶原蛋白(Col)和网钉结构(RP)

7.3.2.4　纳米银敷料

(1)特点　纳米银作为常用的抗菌敷料,具有广谱抗菌能力,尤其对耐药菌具有强大的杀伤能力。同时,纳米银敷料具有形状可塑、易折叠等特点,适用于不同类型创面,表面携带负离子使其易被修饰成为靶点而适合成为纳米载体。在众多的纳米颗粒复合敷料中，纳米银因具有广谱抗菌能力、良好生物相容性、低全身不良反应及合理的价格，成了唯一一种市场化复合敷料(图 7.27)。

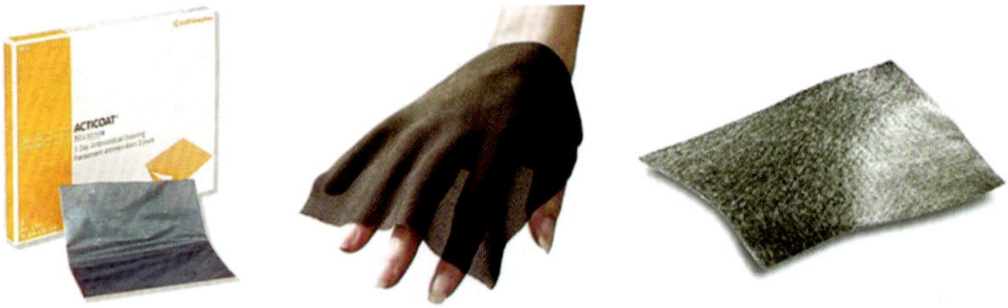

图 7.27　纳米银复合敷料

(2)临床应用及实验室研究　目前纳米银敷料已在急、慢性创面治疗中展现其独特的优势和良好的应用前景。如 Acticoat™ 等产品已在烧伤创面、中毒性表皮坏死溶解症、多形性红斑、慢性溃疡和天疱疮等广泛应用(表 7.1)。多个临床随机对照试验(randomized controlled trial, RCT)证明了纳米银敷料比传统磺胺嘧啶银敷料更具促进创面愈合能力。如一项 RCT 通过对 98 名烧伤患者的 166 个不同烧伤创面的观察，发现纳米银敷料组的创面愈合时间比传统磺胺嘧啶银敷料平均缩短 3.35 d(图 7.28)。

表 7.1　市场化的纳米银敷料产品

产品	产品说明	临床应用
Acticoat™	纳米银晶体创面敷料	适用于烧伤、溃疡等创面，防止细菌感染和促进创面愈合
SilvaSorb®	抗菌制品：创面敷料、空腔填充物、洗手液	创面敷料和空腔填充物防止细菌感染，洗手液用于临床消毒和个人日常卫生消毒

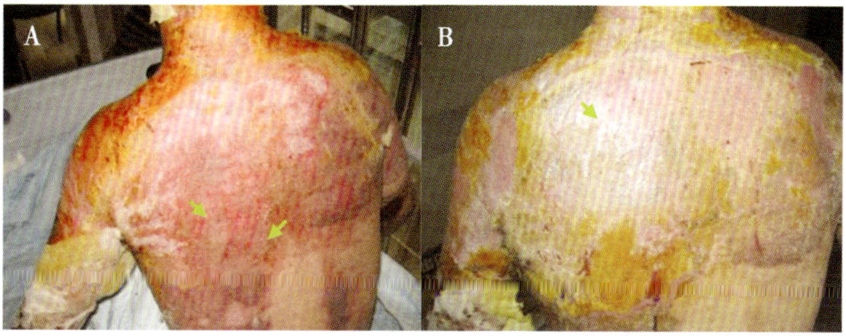

图 7.28 电烧伤创面

A. 58 岁男性,30% 面积电烧伤患者(伤后 28 d),绿色箭头指示:残余创面仍有大量分泌物 B. 使用 Acticoat™ 纳米银抗菌敷料 5 d 后,创面完全愈合

另外一项 RCT 将 191 名二度烧伤患者随机分成纳米银敷料组和 1% 磺胺嘧啶银敷料或凡士林纱布组,结果明确显示纳米银敷料可加快创面愈合。随着静电纺丝技术等制备方法的改进,将纳米颗粒和不同聚合物、无机物进行交联,获取了复合型纳米敷料,协同了抗炎、止血、缓痛、促血管形成等生物效应,同时减少了不良反应。目前这类新型的复合型纳米敷料大多处于临床前动物和细胞实验阶段。例如 Li 等将纳米银颗粒同纳米金、壳聚糖交联,获得一种复合型纳米敷料。相比纳米银敷料,这种敷料能更快、更多、更持久释放银离子,力学参数更优化,抗大肠埃希菌和金黄色葡萄球菌能力和促进兔创面愈合能力也更强,显示了良好的应用前景(图7.29)。

Lu 等将纳米银同氧化锌、壳聚糖交联,得到新型的 Ag/ZnO 复合纳米敷料。这种新敷料具有更高溶胀和多孔性,增强了抗耐药性能力,降低了生物不良反应,在小鼠创面愈合实验中,显示出更强的促再上皮化和胶原沉积能力。

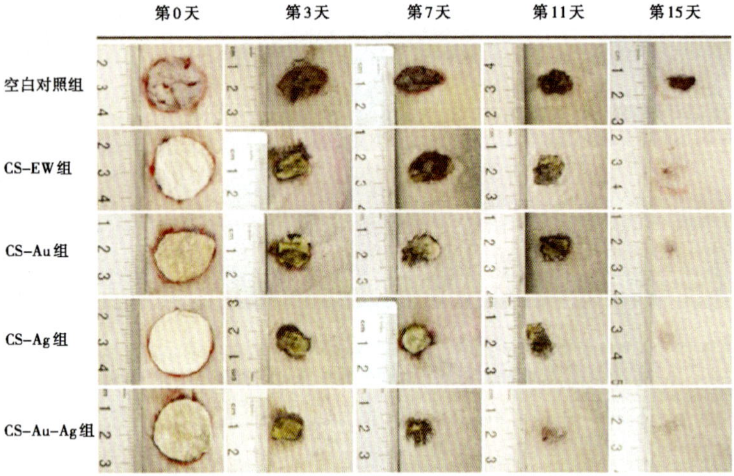

图 7.29　纳米银/金/壳聚糖复合敷料促进兔背部全层缺损创面愈合

(Biomacromolecules,2017,American Chemical Society 授权)

CS-EW:壳聚糖/蛋清聚合物复合敷料;CS-Au:纳米金/壳聚糖复合敷料;CS-Ag:纳米银/壳聚糖复合敷料;CS-Au-Ag:纳米银/金/壳聚糖复合敷料

7.3.2.5　二氧化钛纳米颗粒复合敷料

(1)特点　纳米级二氧化钛(TiO_2),亦称钛白粉,直径在100 nm以下,产品外观为无毒、无味、无刺激性的白色疏松粉末(图7.30)。纳米级TiO_2由于粒径小,活性大,既能反射、散射紫外线,又能吸收紫外线,从而对紫外线有更强的阻隔能力。除此之外纳米级TiO_2还具有强效抗菌、自洁净、抗老化性能。纳米级TiO_2同时还具有很高的化学稳定性、热稳定性、无毒性、超亲水性、非迁移性。纳米级TiO_2主要有两种晶体类型:金红石型(Rutile)纳米钛白粉和锐钛型(Anatase)纳米钛白粉。金红石型比锐钛型稳定而致密,密度、硬度、介电常数及折射率较高。锐钛型TiO_2在可见光短波部分的反射率和光催化活性比金红石型TiO_2高,而对紫外线的吸收能力比金红石型低。在一定条件下,锐钛型TiO_2可转化为金红石型TiO_2。纳米级TiO_2作为无机抗菌成分,展示出良好的稳定性、无毒性,成为开发医疗敷料制备材料的热点之一。

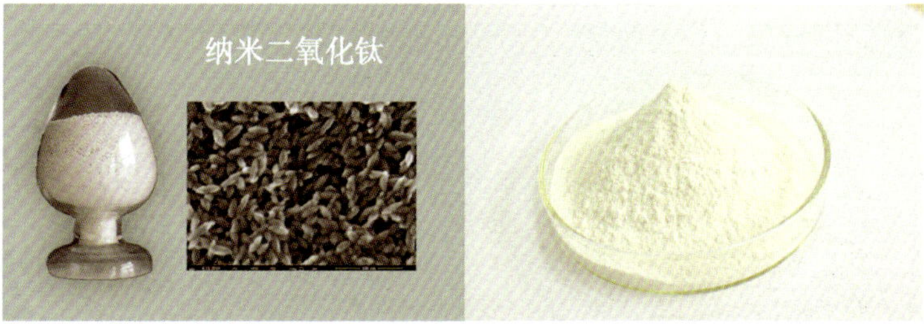

图 7.30　纳米级二氧化钛外观

(2) 分类

ⅰ. 按照纳米级二氧化钛(TiO_2)晶型类型可将复合敷料分为金红石型纳米钛颗粒复合敷料和锐钛型纳米钛颗粒复合敷料。

ⅱ. 按照敷料性质可分为纳米纤维膜、纳米纤维支架和纳米颗粒复合敷料。

(3) 临床应用及实验室研究　在实验室研究方面,国内外研究学者针对纳米级 TiO_2 制备纳米复合敷料进行了系列研究。例如,韩国学者将再生细菌纤维素(regenerated bacterial cellulose, RBC)和纳米级 TiO_2 混合制备成复合敷料。扫描电镜显示 RBC 和纳米级 TiO_2 颗粒能很好地交联(图 7.31),体外抑菌试验结果表明,该复合敷料较传统 RBC 更具抑制大肠埃希菌的功能,并证实其机制在于纳米级 TiO_2 颗粒产生的活性氧自由基和膜应力可有效地杀伤细菌(图 7.32)。

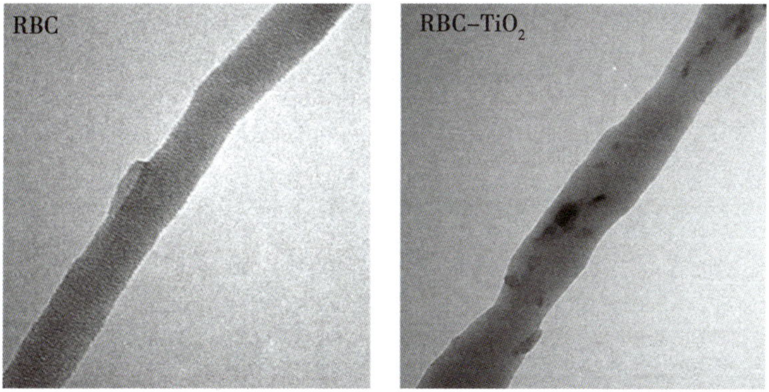

图 7.31　扫描电镜显示 TiO_2 很好地吸附并分散于 RBC 结构上

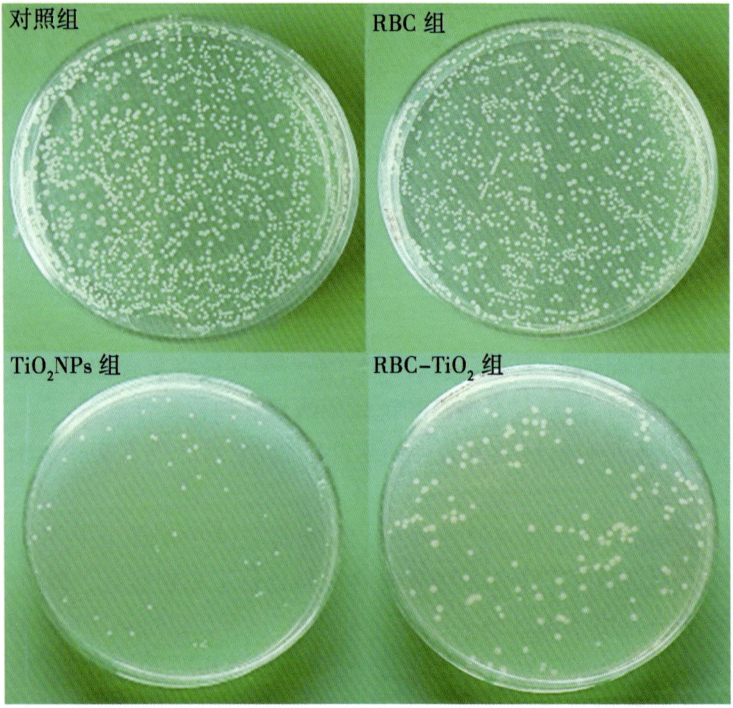

图 7.32 再生细菌素/TiO_2复合纳米敷料抑制大肠埃希菌菌落形成

RBC:再生细菌素;TiO_2 NPs:纳米级二氧化钛颗粒;RBC-TiO_2:再生细菌纤维素/TiO_2复合纳米敷料

也有相关研究人员将壳聚糖同纳米级 TiO_2 颗粒进行混合制备纳米复合敷料,进行了体内外系列的研究探讨。Jayakumar 等利用干冻法制备甲壳素-壳聚糖/TiO_2纳米复合支架,他们的研究结果显示该复合支架较传统支架更具热稳定性和非定型性。同时,细胞毒性试验结果显示该敷料对成骨样细胞(MG-63)、成纤维细胞(L929)、间充质干细胞等细胞系均无明显毒性。Archana 等将壳聚糖、果胶同纳米级 TiO_2颗粒进行交联,制备成复合敷料,研究结果显示,该敷料拉伸强度从(12.6±1.0)MPa 增加到(14.28±1.0)MPa,

并能抑制包括大肠埃希菌、假单胞菌等细菌菌落形成。同时,在体动物实验结果表明,该复合敷料较单纯壳聚糖、果胶敷料,更好地促进大鼠急性创面愈合。Woo 等制备出上层为壳聚糖纳米 TiO_2 颗粒的纤维膜,下层为人脂肪来源细胞外基质薄片的双层复合纳米纤维膜,研究结果显示该纤维膜具有很好的生物安全性和较强的抑制效果。大鼠体内实验表明,双层复合纳米纤维膜较传统的纤维膜,能更好地促进创面肉芽组织形成,减轻瘢痕形成。

在临床应用方面,由于目前对于纳米级 TiO_2 制备纳米复合敷料的长期生物安全性、光触媒特性的不利因素和一些制备工艺还有待更深入的研究,临床上还未有利用该复合敷料进行创面治疗的病例报道。

7.3.2.6 纳米碳复合敷料

(1)特点　碳纳米管(CNT),又名巴基管,是一种具有特殊结构(径向尺寸为纳米量级,轴向尺寸为微米量级,管子两端基本上都封口)的一维量子材料。碳纳米管主要由呈六边形排列的碳原子构成数层到数十层的同轴圆管。层与层之间保持固定的距离,约 0.34 nm,直径一般为 2~20 nm。并且根据碳六边形沿轴向的不同取向可以将其分成螺旋型、锯齿型和扶手椅型 3 种。其中螺旋型的碳纳米管具有手性,而锯齿型和扶手椅型碳纳米管没有手性。碳纳米管可以看作是石墨烯片层卷曲而成,因此按照石墨烯片的层数可分为单壁碳纳米管(或称单层碳纳米管,single-walled carbon nanotubes,SWCNTs)和多壁碳纳米管(或多层碳纳米管,multi-walled carbon nanotubes,MWCNTs)(图 7.33)。无论是单层还是多层碳纳米管,其表面均结合有一定的表面基团,单壁碳纳米管表面具有化学惰性,化学结构比较简单,而且随着碳纳米管管壁层数的增加,缺陷和化学反应性增强,表面化学结构趋向复杂化。碳纳米管的特殊结构,使其具有良好的导电、传热性能,同时又具有高疏水性和聚合倾向,可以通过表面的基团共价和非共价交联生物分子,从而被认为是一种新型的良好的药物和基因交换载体。

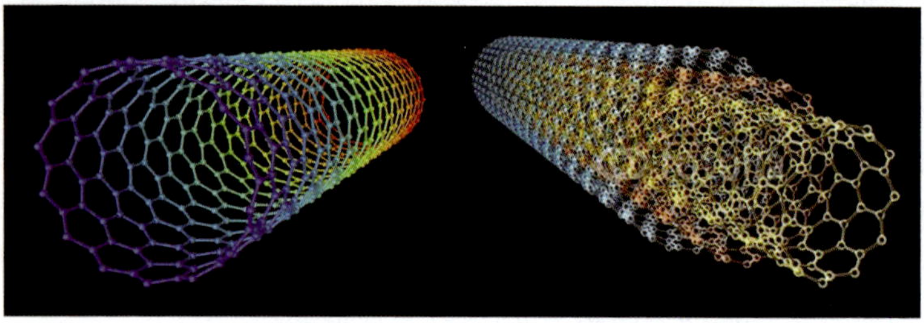

图7.33 碳纳米管示意图

(2)分类 依照结构特点,可将纳米碳复合敷料分为纤维复合敷料、夹层复合敷料、颗粒复合敷料、混杂复合敷料。

(3)临床应用及实验室研究 研究人员利用碳纳米管的特性,将经氨基和羟基化处理的碳纳米管结合到氧化再生纤维素(oxidized regenerated cellulose,ORC)纱布,制备出新型 ORC 纱布。经过不同碳纳米交联的 ORC 表面积增大,亲水性增强,而孔隙率稍下降。兔耳动脉和肝止血实验结果显示,经功能性碳纳米管改良的新型 ORC 纱布的止血效果显著增强,其中羟基化碳纳米管改良的新型 ORC 纱布止血效果最佳(图 7.34、图 7.35)。

国内也有学者利用超声破碎法将经万古霉素处理的多壁纳米碳管(Van-MWCNT)固定到热塑性聚氨酯纳米纤维(thermoplastic polyurethane,TPU)上,制备成 TPU/Van-MWCNT 复合纳米敷料,体外抑菌试验显示,培养 2 h 和 24 h 后,负载 MWCNT 的 TPU/Van-MWCNT 组和 TPU/MWCNT 组均较未负载 MWCNT 的对照组,更好地抑制金黄色葡萄球菌菌落形成,证实了纳米碳管制备复合敷料的较强抗菌效果(图 7.36)。

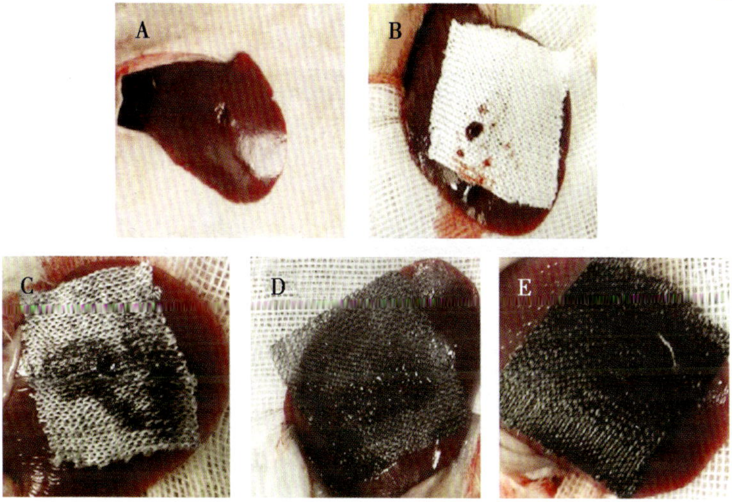

图7.34 功能性碳纳米管改良的新型ORC纱布促进兔肝止血能力

A. 兔肝暴露 B. 未处理的ORC纱布 C. 氨基化碳纳米管改良的ORC纱布 D、E. 羟基化碳纳米管改良的ORC纱布

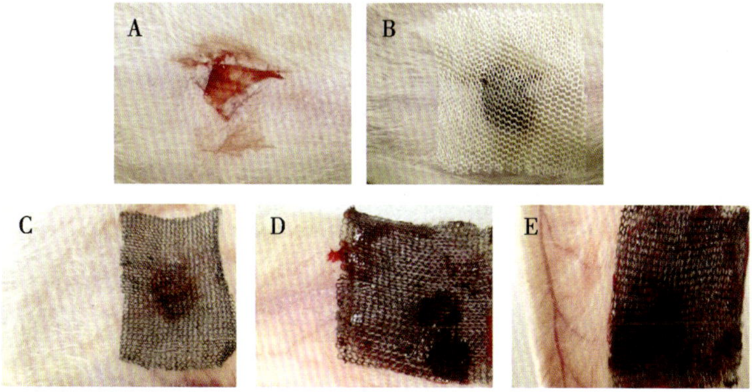

图7.35 功能性碳纳米管改良的新型ORC纱布促进兔耳动脉止血能力

A. 兔耳动脉损伤部位，止血评估 B. 未处理的ORC纱布 C. 氨基化碳纳米管改良的ORC纱布 D、E. 羟基化碳纳米管改良的ORC纱布

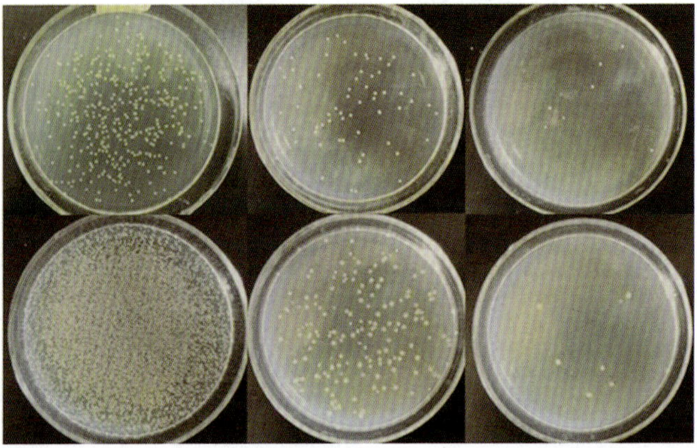

图 7.36 TPU/Van-MWCNT 复合纳米敷料抑制金黄色葡萄球菌菌落形成

TPU:热塑性聚氨酯纳米纤维;TPU / MWCNT:热塑性聚氨酯/多壁纳米碳管复合纤维;TPU/Van-MWCNT:热塑性聚氨酯/多壁纳米碳管(万古霉素处理)复合纤维

目前,和其他非金属基复合纳米敷料一样,限制纳米碳管复合敷料的临床应用的关键在于制备复合材料的体系稳定性,材料成型的生物相容性,结构以及力学等参数的合理性等环节。虽然临床应用前景广阔,但是仍需不断地深入研究。

7.4 纳米复合敷料的前景及展望

7.4.1 纳米复合敷料在创面治疗领域的应用前景

随着材料制备工艺的不断发展,一系列生物相容性良好,具有强效抗菌、抗炎、抗氧化、止血等生物学功能的高分子聚合物和无机物通过静电纺丝纳米技术和层层自组装技术实现了交联,制备了具有多重生物效应和临床治疗作用的新型复合敷料。可以说,纳米技术的技术革新,为临床创面治疗提供了新的思路,开辟了全新的领域。然而,当前,基于纳米技术的复合敷料的临床应用推广仍然存在诸多问题:生物安全性还存在争议,力学性能还不够稳定,促进创面愈合和组织再生的具体机制仍然不够清楚,需要更多的体内研究进一步探索。

7.4.2 未来发展方向

处在智能时代即将到来的今天,作为现代科学(混沌物理、量子力学、介观物理、分子生物学)和现代技术(计算机技术、微电子和扫描隧道显微镜技术、核分析技术)结合的产物,纳米技术又将引发一系列新的科学技术,例如:纳米物理学、纳米生物学、纳米化学、纳米电子学、纳米加工技术和纳米计量学等。在基于大数据云计算、生物传感材料开发的背景下,基于纳米技术的仿生学材料,可以协同整合不同材料,开发具有真正意义的生物智能仿生敷料,实现组织完美再生修复。

基于纳米技术的复合型先进敷料

(陈孝强　何　志)

8 先进敷料的发展方向——智能化敷料

随着国内外临床医学、材料学、生物医学工程学等学科领域在近些年获得的飞速发展，既往临床实践过程中遇到的诸多难题已经有相当一部分得到解决。对创面尤其是对慢性创面的处置，是外科医师在临床实践过程中经常需要面对和解决的一大难题。

慢性创面是指给予标准化创面护理的情况下（包括及时清创、给予合适的敷料等），经 4 周治疗仍未有愈合倾向的体表创伤。慢性创面的形成是诸多因素共同作用的结果，如感染、营养不良等因素均可诱导急性创面发展为慢性创面。现有的针对慢性创面的治疗方法存在诸多不足，目前临床对于慢性创面的治疗方法主要包括负压疗法、电刺激疗法等，然而这些方法存在的不足不容忽视。例如长期应用负压疗法带来医疗费用的升高，反复清创换药带来患者肉体、精神上的不适，甚至骨科手术术后感染引发慢性骨髓炎，给患者及家庭带来的打击不可忽视。一方面慢性创面增加了患者的经济负担，同时也增加了医护人员的工作强度，慢性创面本身会给患者带来较长时间的痛苦，损害患者身心健康；另一方面目前临床对于慢性创面转归提倡进行长期动态化评估，需要频繁打开敷料评估创面，这样的临床操作本身也将增加创面感染的风险，不利于创面愈合，且易引起敷料等医疗耗材的浪费。面对如此现状，研发更加科学的创面管理方法迫在眉睫。

传感技术作为一种新兴技术手段，能够获取目标信息并将其转换成电信号，在医疗系统中有着广泛的应用，已成为促进医学发展的关键因素之一。在临床工作中，传感器一般被用来监测生理参数是否正常，以及连续监护某些生理参数是否处于正常范围，如指夹式光电容积血流脉搏传感器可以监测血氧饱和度是否处于正常范围。在实验室工作中，传感设备可以完成某些标志物的监测，Domnanich 等设计的免疫传感器可以监测出黑色素瘤的肿瘤标志物，实现了癌症的早期诊断。国内西安交通大学徐峰等在细菌的快速检测方面也获得了一定的成果。在影像工作中，传感器更是不可缺少，Glaser 等用超声波传感器评价关节置换术患者的术后情况。此外，传感器的应用也开始出现临床与生活相结合的趋势，Wei Gao 等人研发多功能可穿戴汗液传感器，可以通过对人体体表汗液进行分析，获取人体电解质、乳酸盐等含量，更加科学地指导运动及康复，实现了临床与生活的良好结合。那么当我们将视线回归到临床，在尝试解决创面尤其是慢性创面的问题上，可否借助传感技术构建智能化传感器，并将之构建成先进智能化敷料，以实现创面信息的实时、动态监测？这一观点引起了国内外诸多学者的兴趣，多篇文献资料对此问题进行了探讨与初步回答。本章主要介绍智能化敷料及其在创面治疗中的应用及前景。

8.1 创面治疗的现状

创面是指正常皮肤（组织）在外界致伤因子作用下出现的损害，常伴有皮肤完整性的破坏和一定的正常组织的丢失。在临床实践过程中，创面的管理和治疗是临床医师需要经常面对和解决的实际问题，对于急性创面多采用止血、清创、加压包扎、换药等治疗手段，这些治疗方法一般疗效尚可，而对于慢性创面，这些治疗方法往往难以取得预期疗效。究其原因，对于创面的评估是摆在临床医师面前的一大难题。

慢性创面已经成为现代创伤管理面临的常见健康问题之一。现行的创面管理主要包括根据创面渗出物的颜色或气味以及对渗出物的检验分析实现的创面评估以及频繁清创、更换创面敷料的治疗方法。一方面此类创面管理方法主要提供创面状况的主观信息，另一方面获得的创面信息片面、不连续等问题可能影响临床医师对创面情况及时有效的评估。此外，治疗过程中频繁更换敷料可能导致皮肤炎症，损伤新生组织，增加感染风险，最终可能引起创面延期愈合，更严重的可能引起创面愈合不良，造成更加棘手的临床问题。通常情况下，当慢性创面产生的，住院治疗是对创面进行长期动态监测和治疗的必要条件，患者大多需要接受负压吸引疗法甚至皮瓣修复手术，随之带来的患者治疗时间长、花费巨大以及反复治疗换药的痛苦将无法避免。

对创面进行实时动态化监测是理想的监测手段，一直以来，临床实践过程中采用的方法都存在创面信息获取滞后、动态性缺乏等诸多不足，近些年智能化敷料的提出和研发为慢性创面的实时、动态、客观评估提供了可能性。将生物传感技术应用于智能化敷料，可实时获取与创面转归相关的重要参考信息，可辅助临床医师对创面进行更好的评估和管理。

将智能化敷料应用于创面治疗，必须明确以何种微环境参数作为创面愈合的评价指标。Kruse 将影响创面生长的因素纳入创面微环境概念中，认为影响创面愈合的微环境可分为外部微环境和内部微环境，一般临床上主要干预创面外部微环境的相关治疗。经过文献分析和阅读，Kruse 认为影响创面愈合的外环境因素主要包括温度、湿度、压力（正、负）、水化、气体（氧气和二氧化碳及 NO）、pH 值、气味以及微生物/细菌负荷等因素（表 8.1）。在近期的相关研究中，这一观点得到了一定的证实。

表 8.1　创面微环境管理的意义

创面微环境	意义
温度	温度升高常预示创面发生细菌感染
微生物/细菌负荷	微生物浓度的计数显示创面愈合或感染的状态
创面 pH 值	当创面处于愈合的不同阶段或细菌感染时，pH 值会发生变化

续表 8.1

创面微环境	意义
创面气味	创面的气味可能显示创面感染,并可能提供有关微生物类型的信息
创面湿度	适当的湿度对创面的愈合有促进作用
NO	可以反映创面愈合状态

(1)温度　长期以来,皮肤的温度一直都是临床上评估创面愈合情况的重要参考因素。皮肤温度反映了创面的血供情况及代谢水平。温度对于创面转归的影响还体现在局部的血液供应上,温度的变化将对局部组织的血供产生明显影响,同时血供的变化将直接影响局部代谢速度。局部温度升高 1 ℃,局部代谢水平升高 13%。慢性创面多发于下肢及受压迫部位,由于血供受到影响,慢性创面的局部皮肤温度一般较低。Fierheller 的一项临床研究表明,可以根据患处及周围的温度来推测创面发生感染的风险,当慢性创面局部温度短时间内升高时,需警惕慢性创面发生感染的可能性。Mufti 通过使用多种不同类型的温度传感器监测患者创周温度,在一定程度上证实了利用局部温度评估创面感染情况的可行性。在临床实践过程中,不只是局部皮肤温度,全身体温也是重要的参考依据。病情平稳的烧伤患者突然出现发热、寒战等临床体征,临床医师第一时间考虑的多半是创面发生感染。由此可见,温度对于创面转归的预测具有显著的价值和实际意义。

(2)压力　由于炎症介质释放、血管壁渗透性的改变等因素的作用,创伤的发生常伴有局部组织的水肿,不利于创面的愈合。临床上最常采用的治疗方法是将患肢抬高,促进局部组织液的回流与吸收。对于某些治疗效果欠佳的创面,临床医师可采用压迫法进行治疗。对于某些术后不便活动的患者,还可采用阶梯式加压的方法,促进下肢血液回流,避免下肢深静脉血栓的发生。对于某些出现感染的创面,临床医师可采用负压吸引等治疗方法进行干预,有研究表明,负压疗法可能影响与组织愈合相关的信号通路的表达,从而促进创面愈合。在实际应用过程中,无论是加压法还是负压法,两种疗法在各自的适应证下都被证实安全有效。然而,由于缺乏对组织直接受到的压力的监控,如植皮区域绷带压迫效果欠佳,负压疗法局部压力不足导致的局部引流不彻底等情况都可能致使治疗难以达到预期疗效,从而影响患者创面的修复与愈合。国外学者认为:组织细胞有丝分裂和蛋白合成的最佳负压值应该在-60～-17 kPa(-450～-125 mmHg),维持组织创面的负压水平需要对治疗区域进行实时动态化监测,以确保疗效。随着个体化医疗理念的提出与传播,实时动态化监测局部压力已经成为医疗器械领域的一大热门。随着研究的逐渐深入,我们期待更加数字化、智能化的医疗设备问世。

(3)湿度　维持一定湿度的创面微环境有助于创面的生长愈合。当皮肤黏膜的完整性受到破坏时,创面的水蒸气透过率(water vapor transmission rate,WVTR)较之正常完整皮肤黏膜将明显升高,液体的蒸发增加不利于湿润创面的维持及局部微环境的稳态。临床上常使用湿纱布对创面进行覆盖保护,维持创面局部湿度,促进创面愈合。Svensjo 等通过比较湿润创面与干燥创面的愈合情况,认为相对于干燥创面,湿润创面的愈合程度更佳。但是近年来的相关研究也向我们展示了局部过高的湿度可能增加创面感染的现实。Ohya 对脊椎手术手术区域术后感染的研究提示高温、高湿环境可能增加手术区域的感染风险。这就给临床医师提出了一个挑战,如何明确局部湿度是否有利于创面的生长与良好转归,以及可否实时动态化监测创面的湿度情况,对智能化传感的需求在临床实践的多个方面均有体现。

(4)氧合　创面周围组织的氧合水平对于创面愈合的重要性不言而喻。充足的氧供有助于创面生长因子发挥作用,促进创面局部组织上皮化。对于慢性创面的治疗,临床实践过程中可采用氧疗法,细分可分为局部氧疗和高压氧疗,临床研究表明两种方法均有助于慢性创面的愈合。局部氧疗(topical oxygen therapy,TOT)通过把氧气供应于创面局部，提高创面组织氧合，促进创面愈合。聂开瑜等的研究表明 TOT 能够提高创面组织氧合，促进成纤维细胞、表皮干细胞分化发育，从而促进肉芽生长、创面胶原合成、血管生成。此外，研究表明，一定的氧含量水平可抑制某些菌群的生长繁殖。高压氧疗在近几年的一些研究中得到了相当的重视，传统临床实践中对于高压氧疗的认识莫过于增加机体整体含氧水平，诱导生长因子分化而促进局部组织上皮化，从而达到促进愈合的目的。近几年对于高压氧疗的研究中最引人眼球的部分莫过于高压氧治疗可能改变细菌的耐药性。Kolpen 认为高压氧治疗可能对缺氧的细菌的生物膜产生影响，当缺氧的生物膜发生再氧化时，细菌生物膜功能将受损。越来越多的证据表明，通过高压氧疗可以增强多种杀菌抗生素的疗效，如铜绿假单胞菌经高压氧治疗后表现出对环丙沙星敏感（Kolpen），金黄色葡萄球菌经高压氧疗后表现为对妥布霉素敏感（Lerche）。这些研究给予了临床实践新的视野，我们可以从中汲取经验，进一步指导临床诊疗。

（5）pH 值　正常皮肤的 pH 值偏向酸性，当皮肤完整性受到破坏时，渗出的组织液和血液等将使皮肤黏膜表面的 pH 值升高至 7 以上，动态监测创面 pH 值后发现，愈合良好的创面与发生感染的创面的 pH 值存在差异。维持创面一定程度上的酸性可促进组织上皮化进程，加快创面愈合。研究表明，由于偏碱性的创面更易发生感染，这样的创面转化为慢性创面的可能性更高。Sayegh 等研究表明，一定范围内，随着创面 pH 值的增加，植皮成活率也增加。国内柴家科等人的实验结果也证实，当创面的 pH 值维持在 7.0～7.7 时，植皮成活率较之其他组明显升高，可达 90% 以上。Ono 通过对 26 例二度烧伤患者创面渗出物 pH 值进行测定，得出结论：随着时间进展，局部发生感染创面的 pH 值将升高，而未发生局部感染的创面 pH 值将逐渐降低。这为我们动态监测创面愈合情况提供了一定的理论依据。在现有的临床实践过程中，尚未包含对创面渗出液 pH 值水平的检测，目前有多篇研究尝试构建局部 pH 值的传感器，我们认为创面 pH 值监测将指导临床医师对创面的转归有更加深入的认识。

结合既往多项研究及临床实践经验，氧合、湿度、温度、微生物、pH值、压力、血流变、生化等指标被学界作为创面愈合的评估指标（图8.1）。此外，近些年诸如创面葡萄糖浓度、尿酸盐等指标也被认定具有一定的参考价值，有学者尝试将其纳入智能化敷料监测的指标范围。

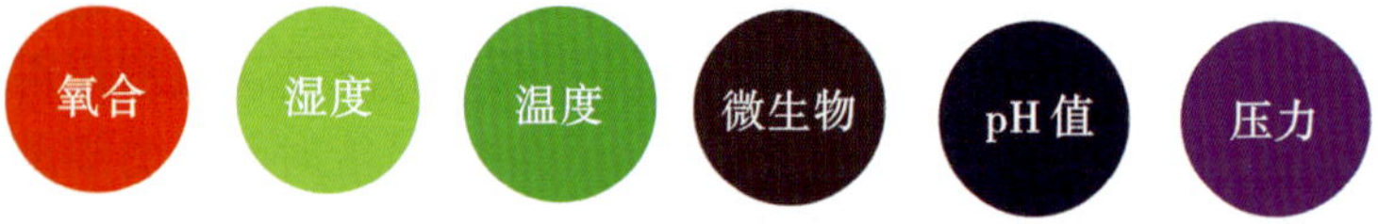

图8.1　智能化敷料监测的指标

近些年对细菌代谢相关产物的检测也成为创面动态监测的目标。Sharp等认为在创面分泌物中，由于存在微生物尿酸氧化酶（uricase），创面尿酸浓度与微生物感染有着密切的关系。根据他的理论，Petar Kassal研制出了用于监测创面分泌物尿酸含量的可穿戴式智能传感器。该传感器采用先进的丝网印刷技术，将传感器贴于普通敷料上，监测创面分泌物中尿酸的含量，并通过无线传感技术将采集到的数据传输至接收设备进行数据转换，辅助进行创面感染情况评估。随着对细菌代谢产物的研究日渐深入，越来越多的指标将走入临床医师的视野，创面转归的个体化、标准化评估时代即将到来。

8.2　智能化敷料的作用原理

近些年材料学、生物工程学、临床医学领域的发展为智能化敷料的研发提供了可能。智能化敷料是指将生物敷料和传感器有效地结合所形成的一种新型高科技产品，能够对创面相关微环境进行实时监测。通过将特定类型的传感元件集成到基质上，实现传感器的构建。将传感器与体表接触，通过红外线等技术对体表组织进行探测，经智能芯片进行数据分析与转换，无线传输至输出元件，实现对待测部位的实时化、动态化、直观化监测。智能化敷料的研发大体需要经历 3 个时期，分别是传感元件构建期、元件敷料结合期、临床试验期。根据现有的研究成果来看，一部分研究者走上了不断研发新型传感元件的道路，还有一部分研究者开始尝试将现有已经研发成功且经过证实安全可靠的传感元件与生物敷料结合，构建具有实际应用价值的智能化敷料。

8.2.1 智能化敷料的组成

一般来说，智能化敷料主要由柔性纤维膜、无线智能传感器、载药生物敷料 3 个部分组成(图 8.2)。

多种现有的智能化敷料以纳米纤维膜作为传感器的保护层，纳米纤维由于具有显著的柔性和可形变性能，经加工成纤维膜后可赋予智能化敷料极佳的舒适性和贴合性，且安全可靠，具有相当高的透气性和防水性，是智能化敷料保护层的主要选项。

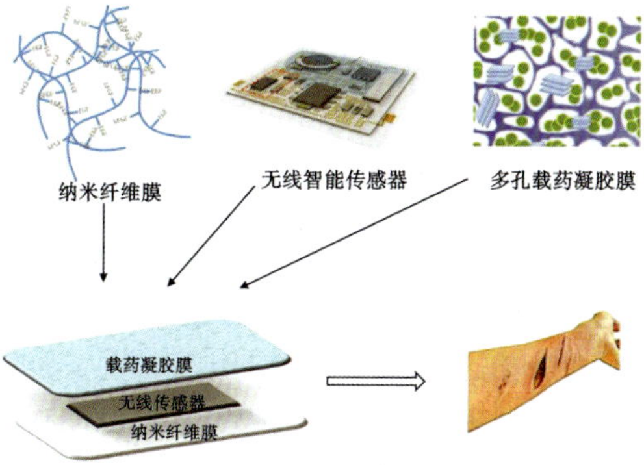

图 8.2 智能化敷料

智能化敷料的核心在于智能传感器。智能化传感器由 5 个部分组成，分别是传感元件、柔性基质、信号发射设备、信号接收设备、数据转换设备，目前国内外的研究方向也主要集中于智能传感器的研发。将全部功能单元集成到基质上实现智能化传感元件的一体化是智能化敷料的必然要求，智能化敷料的研发逐渐走向便携化、可穿戴。

柔性基质的选择对于柔性智能化敷料的构建至关重要。柔性基质直接决定了柔性智能化敷料的实际应用能力。如今衡量柔性基质材料对于智能化敷料是否具备实际应用价值主要参考如下指标：①材料寿命（pot life）；②肖氏硬度（Shore hardness）；③抗拉强度（tensile strength）、屈服强度（yield strength）；④断裂伸度及撕裂强度（elongation at break & elongation at break）；⑤收缩率（shrinkage）；⑥电子元件兼容能力。

目前国内外相关领域研究人员在柔性基质的选择上没有明显的差异，通常使用热塑性塑料和有机硅胶材料作为柔性基质。热塑性塑料通常采用聚对苯二甲酸乙二醇酯（polyethylene terephthalate，PET）、聚碳酸酯（polycarbonate，PC）、聚氨酯（polyurethane，PU）等。有机硅胶材料则通常采用聚二甲基硅氧烷（polydimethylsiloxane，PDMS）、EcoFlex®、DragonSkin®以及 Silbione®等。分析文献资料，我们发现在热塑性塑料和有机硅材料之外，Ramendra 的研究还指出了蚕丝蛋白作为柔性基质的可能性。此外，随着静电纺丝技术逐渐受到学界的关注，经由静电纺丝技术获得的材料得到了大大丰富。能否通过静电纺丝技术制造出适用于智能化敷料的柔性基质，这也成为一个新兴研究问题。Alam 的研究给出了初步的回答，将聚丁二炔与环丙乙烷通过静电纺丝技术构建成温度敏感性材料，具有应用于温度传感元件的潜在可能性。他的研究证明了静电纺丝工艺制成的材料具有成为柔性基质甚至成为传感核心元件的可能。当然，由于柔性基质需要直接与人体接触，生物安全性不容忽视。此外，人体体表轮廓对柔性基质的适应性能力提出了相当高的要求（表 8.2）。

表 8.2　不同材料的相关物理性质

项目	灵活的模板	杨氏模量/MPa	拉伸应变/%	泊松比	加工温度/℃
聚合物基材(polymer substrates)	聚对苯二甲酸乙二醇酯(polyethylene terephthalate, PET)	2 000 ~ 4 100	<5	0.30 ~ 0.45	70
	聚碳酸酯(polycarbonate, PC)	2 600 ~ 3 000	<5	0.37	150
	聚氨酯(polyurethane, PU)	10 ~ 50	>100	0.45 ~ 0.499 99	80
	聚萘二甲酸乙二醇酯(polyethyene naphthalate, PEN)	5 000 ~ 5 500	<3	0.3 ~ 0.37	120
	聚酰亚胺(polyimide, Pl)	2 500 ~ 10 000	<5	0.34 ~ 0.48	270
有机硅弹性体(silicone elastomers)	聚二甲基硅氧烷(polydimethylsiloxane, PDMS)	-0.36 ~ 0.87	>200	0.499 99	70 ~ 80
	生态弯曲(eco flex)	-0.02 ~ 0.25	>300	0.499 99	25
	龙鳞甲(dragon skin)	1.11	>300	0.499 99	25
	西尔比酮(silbione)	-0.005	>250	0.499 99	25

(来源于 Kenry, Emerging flexible and wearable physical sensing platforms for healthcare and biomedi-cal applications[J]. Microsystems & Nanoengineering, 2016, 2.)

关于载药膜的研究可追溯至中国古代,即膏药。将药物附着在一定的材料表面,通过皮肤实现药物的持续性吸收和作用。随着现代医学领域交流的不断深入,越来越多的研究者将目光聚集到这一领域,并开始尝试构建载有特定药物的载药膜,以满足不同的临床需要。起初对载药膜的研究主要是期望设计一款能够缓释药物,维持血药浓度的产品。最先被分子化引入载药膜的缓释药物多为镇痛药,目的多与恶性肿瘤镇痛有关。随着研究视野的不断拓宽,多学科在此领域都取得了一定的进展。黄征美等研究以聚乙二醇-聚己内酯-丙交酯(polyethylene glycol-polycaprolactone-lactide, PEG-CL/LA)为载药膜,载有甲硝唑缓释药物,实现体外抗菌和药物缓释，用紫外分光光度法测定质量分数为5%、8%及10%甲硝唑药膜中药物的体外释放度；选用牙周可疑致病菌具核梭杆菌和致龋菌变异链球菌，采用抑菌圈法研究3种药膜对厌氧菌和兼性厌氧菌的抗菌性能。研究证实了PEG-CL/LA载药膜对牙周致病菌的抑制作用效果明显，且具有良好的药物缓释性能，明确了载药膜的实际应用价值。Morgado通过在聚乙烯醇/壳聚糖（PVA/CS）高分子膜上附着布洛芬构成载药膜，尝试将之应用于创面治疗，以促进创面愈合。在载药膜的研究方面很多学科已经形成了自己的特色，在一定程度上对载药膜如何构建、选用何种药物、如何确保药物缓释一一做出了回答。

8.2.2 智能化敷料的原理

智能化敷料的原理可分为两大方面：一是整个系统的构建原理，二是传感元件的工作机制。

8.2.2.1 智能化敷料的构建原理

材料学和装配方法共同的创新造就了今日的智能化敷料。常规而言，传感器的装配一般采用标准光蚀法加工。然而，这种方法通常应用于硅基板，无法应用于柔性基质，限制了智能化敷料的开发。因此新型智能化敷料的装配需要采用更加先进的装配方法。打印技术成为装配方法的新宠，通过打印技术获得的产品具有极佳的导电能力，使之成为目前应用最为普遍的方法。

通常而言，用于打印的“墨水”是包含了金属微粒或者无机材料的传导性液体，这一类独特的复合物能够实现传导性墨水在目标基质上特定部位的沉积及进一步加工镀层固化。但是这一技术并非万能，应用这一技术的前提是基质材料能够耐高温，而这恰恰是大多数基质材料不具备的特性，因此这一技术在一定程度上受到了限制。通过丝网印刷、凹印、滚筒印刷、喷墨打印等技术可以将“墨水”应用于智能化元件的装配，一般需要丝网印版、刮板、油墨、印刷台以及承印物等使“墨水”在恰当的部位沉积。烦琐的工艺限制了这一技术的规模化推广。此外，热塑性塑料空间适应性上存在的不足进一步限制了其实际应用能力，而柔性硅胶基质则借助其显著的三维结构适应能力开始崭露头角。硅胶基质的装配需要在限定模具中涂脂和固化。装配技术的不断修正、不断寻找合适的替代材料、不断优化设计方案，最终产生了具有显著延展能力和导电性的柔性基质，并以此为基础构建新型智能化敷料。

此外还可通过编织技术将材料挤压成细纤维。通过编织、打结或将之缝纫成纺织品以生产可供消耗的可穿戴设备材料。这些材料具有相当的机械强度和相当的生物相容性而广受学界追捧。但是由于编织技术成本高昂且难与电子产品兼容，实际应用过程中技术上的限制依然存在。

8.2.2.2 智能化敷料的工作机制

构建成的智能化敷料主要通过压阻效应、材料固有特性（温度、张力敏感性）、特殊三维结构等原理采集目标数据，总的来说，分为电容材料、电阻材料和压阻材料等类别。

特殊三维结构模型：PDMS 材料接触部位设计成相互交叉的微型浮点，这一设计赋予了该材料独特的物理性质。当材料受到不同方向的力影响时，浮点之间的变化互不相同，可以此实现对作用力的鉴别。

除了传感原理之外，智能化传感器还可通过红外线设备对皮肤皮下组织进行探测，获取组织的温度、血流速等指标，指导临床诊疗。

智能化敷料的构建需要多方参与，不仅仅在于柔性基质的选择、传感元件的研发、生物敷料的结合，更在于对于数据的转换、管理和存储。图 8.3 展示的是空军军医大学唐都医院烧伤整形科研制的智能化敷料构建模式，在充分利用数据云分析的基础上，能够通过云端数据平台实现数据实时调取、及时反馈、远程共享，同时能够实现数据长期保存，方便病情回顾，具有独特的实际应用价值和优势。

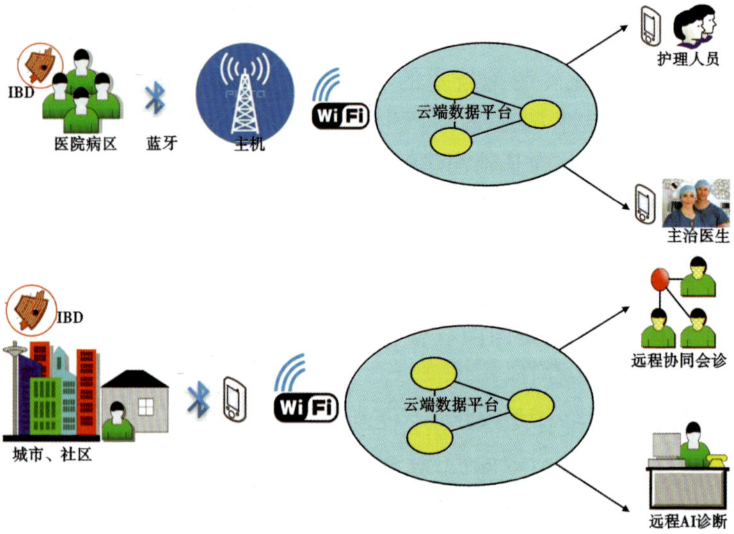

图8.3 智能化敷料构建模式

8.3 智能化敷料的特点

8.3.1 材料来源广泛

8.3.1.1 柔性基质

对于智能化敷料来说，其一大特点在于传感器应当具有能够贴合于患者的皮肤或创面的特性。由于慢性创面可存在于人体多个部位，且多数慢性创面（如压疮、糖尿病足等）多存在于关节附近，本身具有一定的弯曲度，这就要求智能化敷料应当具备一定的可形变、可延伸能力。PET、PC、PU等柔性热塑性塑料，因其具备突出的透明性、易于装配性和显著的形变能力而被用作智能化敷料的柔性基质，用于智能化芯片的构建。除了这些高分子材料，近年来的另一类柔性基质——柔性硅胶类材料引起学界极大的兴趣，尤其是

PDMS 以及一些商品化的硅胶产品，如 EcoFlex®、DragonSkin®以及 Silbione®等。这一类柔性弹性材料能够在多种不同组织纹理和几何结构的表面展现出高度的柔性，使得这一类材料具有成为柔性智能可穿戴式传感器的基质的可能。另外，这些柔性硅胶材料通常具备化学惰性、生物相容性，这些特性使得这些材料甚至适合应用于某些可植入式柔性智能传感器。

8.3.1.2 传感元件

传感元件是智能化传感设备的核心，传感元件的构成直接决定了智能化敷料的用途。目前对于传感元件的研发主要分为两大方向：一类是采用传统硅基板制成的固态传感元件；一类是应用微流体结构制成的液态传感元件。迄今为止，固态感应设备多由高分子、碳材料和金属导体等纳米材料制成，如高分子纳米纤维、银纳米微粒、金纳米微粒、纳米碳管、石墨烯等材料，具有独特的物理特性，如出众的导电性和机械强度以及低密度等性质，成为传感元件研发的一大热门。液态传感元件则使用传导性液体充当动态感应元件。通常来说，液态传感器采用微流体结构将传导性液体限制在柔性弹性基质制成的模板内，常见的传导性液体包括 eGaIn 镓铟合金、Galinstan 镓铟锡合金以及其他种类的液态金属或液态导体。微流体传感技术因具备高度的敏感性和适应性、低样本量、低供能需求、低装配成本等独特优势而在一系列应用中取得了飞速的发展。液态传感元件获取的参数的变化通常由施加负荷后微流体通道几何学结构（长度、截面积等）发生改变，引起微流体通道内的传导液发生位移引起。较之固态传感元件，采用微流体结构的液态元件具有固态元件所无法比拟的柔性特质，能够实现最大程度上的弯曲、扭曲，能够使用多种大强度形变，可贴合于全身任何部位，实现数据的实时采集。

8.3.2 装配方式多样

如上所言，无论是光蚀法还是打印技术，抑或是编织技术，均带有鲜明的特征，应当综合考虑智能化敷料的用途及消毒、存放等多方面因素，选择恰当的装配方法。微流体结构的智能化敷料的装配更是弥补了传统装配方法的诸多不足，对于提高智能化敷料测量精度、敏感度以及不同部位的应用能力做出了很好的完善和补充。

此外，随着近些年快速诊断的研究热潮兴起，新型装配方法层出不穷。静电纺丝技术与传感元件的结合让人眼前一亮。有研究尝试将酶与静电纺丝技术相结合，直接制成高度敏感的传感器，选用恰当的酶可以帮助临床工作者快速确定创面感染的细菌类型，缩短细菌培养到科学用药时间，更快地帮助患者抵抗感染，促进创面组织上皮化，引导创面愈合。

8.3.3 智能化程度高

智能化敷料采用传感技术，直接获取创面的参数信息，通过智能平台模块进行数据分析和存储，可实现创面信息的实时、动态监测，具有传统创面评估所无法比拟的优势。通过嵌在其中的传感器监测创面温度的变化及微生物含量使医师在不更换敷料的情况下可以对创面是否感染有基本判断，通过监测创面湿度、pH 值、氧含量等因素来判断创面微环境是否利于创面愈合，通过蓝牙将数据传至智能手机、平板电脑等设备，并将数据传至云端，实现创面数据信息的长期保存，从而实现远程医疗服务功能，进行个体化医疗。智能无线传感敷料的应用不仅可以改善创面微环境、减少换药频率、使创面更快地愈合，更重要的是可以减轻患者的痛苦、降低患者住院费用。随着科技的进步，智能无线传感敷料作为在创面愈合方面的监测工具将给医学领域带来革命性的变化，并发挥举足轻重的作用。

8.4 智能化敷料的分类

智能化敷料的分类依据主要由智能传感器采集的信息种类所决定。如今对智能化敷料的研发主要分为两大方向：一部分学者试图通过开发新型传感元件实现对传统创面分析指标的突破，引入新型分析指标以实现对创面愈合情况进行更加客观、全面的分析，指导临床工作；还有一部分学者则认为可通过集成现有的多种传感元件，构建复合型创面传感元件并与生物敷料相结合，构建具有显著实用价值的智能化敷料，在动态、直观监测创面数据的同时，通过生物敷料完成对创面的保护及治疗。

依据传感器采集信息种类的不同，我们将智能化敷料分为常规型和复合型两大类。常规型智能传感敷料大多采集已经明确与创面愈合密切相关的信息，如温度、湿度、压力、张力等；复合型智能传感敷料则是指传感敷料采集的信息是由多种信息综合而成的复合信息。接下来我们将主要介绍这两大类智能传感敷料。

8.4.1 常规型智能传感敷料

常规型智能传感敷料是临床实际应用的基础，智能化敷料对于临床的价值主要在于：一方面常规型传感敷料获取的信息在创面愈合过程中起到的作用经过长时间的实践验证，安全可靠；另一方面，由于传感元件构建技术成熟，常规型传感敷料构建技术成熟，实际应用价值较高。这里我们将着重介绍温度、压力、湿度、尿酸、pH 值智能传感敷料。

8.4.1.1 温度智能传感敷料

温度作为创面愈合水平重要评估指标的应用价值已经为学界所公认。创面温度主要由创面周围温度和血供决定，创面温度反映创周血管化水平，对创面愈合状况具有相当的代表性。

急性创面的温度随局部血管扩张而增高，可增加身体向创伤部位输送的氧气和营养物质，加速愈合。一般而言，温度每增加 1 ℃，局部代谢率将增加 13%。在大多数发生于下肢的慢性创面中，由于血管损伤、氧供不足，创面的温度多低于核心温度 5 ℃左右。研究表明，急性创面温度高于 37 ℃提示创面处于持续性愈合状态，而慢性创面的温度急剧升高则通常反映创面感染。临床上，局部红外线热疗也是常规治疗慢性创面的理疗手段。

Chen 等在 *Scientific Report* 上发表的《温度传感器研究》具有相

当的代表性。Chen 的团队通过转印技术实现温度传感元件与半透膜的有机结合，以此构建出具有出色透气性的温度传感器。这一款温度传感器以皮肤为灵感，以具有多孔结构的聚氨酯(PU)半透膜为基质，在两层半透基质中插入温敏元件。研究成的产品分为5层，从内而外分别为半透膜层、黏着层、功能层、连接层、半透膜层。功能层由传感元件、"S"形连接和外联设备构成。底层的半透膜层不仅仅作为柔性基质层，同时还发挥了隔离的作用，避免汗液对传感器温度测量的影响。黏着层的作用在于赋予传感器强大的可形变能力，能够实现对不同组织、不同部位的贴合性。由于采用了"S"形连接设计，传感器能实现两个方向的延展，更加强化了传感器的应用能力。

此外，具有多孔结构的 PU 膜的孔径大于空气和水蒸气分子，又小于液态水滴和细菌。因此，制成的温度传感器具备疏水性，具有出众的透气、防水、防细菌能力，具有相当大的实际应用价值。测量腋温与水银温度计结果比较，并通过将传感器定位于前臂，测量了呼吸气流、水滴等对皮肤表面温度的精确变化，一系列实验表明该装置具有温度监测的实际应用能力。随后研究者用扫描电子显微镜(SEM)研究了基质的微观结构，初步确定了该材料的生物相容性。此外，24 h 穿着显示出良好的生物相容性和安全性。把这一传感元件应用在皮肤上，皮肤的水蒸气透过率(WVTR)与正常皮肤相比较无明显区别。我们很期待能够看到研究者选择恰当的生物敷料与这一温度传感元件结合，构建实际应用能力更强的智能化敷料。

另外，Vivalnk 公司开发的商品化产品 Fever Scout 测温贴展现了智能化敷料的可穿戴性，将传感贴片与传感元件结合构建成的传感敷料，以蓝牙技术为"桥梁"，可实现数据的云端存储与医学共享。由于临床实际应用过程中，常常遇到创面面积大，单张敷料大小无法实现对创面覆盖的情况，面对这样的临床需求，单个传感元件难以实现对于待测部位进行整体性温度的持续测量，"温度传感网"的研发思路应运而生。利用"岛-桥结构"将多个互相连接的温度传感元件固定于柔性基质上，构建温度传感网络，以实现同时反映时间和空间的温度变化效应，具有独特的研究和应用价值。Li 等利用此原理构建低能耗温度传感网络，较之单个传感元件，传感网络具有更佳的柔性和对体表不同部位的适应性，具有极佳的应用前景。

8.4.1.2 压力智能传感敷料

临床实践过程中，创面水肿是无法回避的问题，在肢体低垂部位因水肿可能引起疼痛和运动障碍，并将影响创面愈合。传统的消肿方法主要有抬高患肢、加压包扎、负压吸引等，可促进回流，达到消肿的目的。治疗过程中，创面实际受到的压力值一般靠临床医师经验判断，缺乏合适的直观测量工具。研究表明，创面需要施加的压力应当依据创面的类型取 1.87 ~5.33 kPa(14 ~40 mmHg)不等。不当的压力施加可能引起患者局部疼痛，且过大的压力可能引起局部组织缺氧，不利于肉芽组织生长。因此实时监测施加的压力对于有效促进创面愈合有着独特的临床意义。

Gong 等研发了一款可穿戴式高度敏感的压力传感器。这一款传感器采用 PDMS 膜作为基质，首先合成超薄纳米金丝并将其镀层到纸片上，经过纳米金丝镀层后的组织薄片随后被夹在一片空白的 PDMS 膜和一片印有指状电极的 PDMS 膜基质中间。整个设备能耗较低，仅需 1.5 V 电压的电池即可工作，能够在 17 ms 内完成对低至 13 Pa 的压力进行测量，具有高度的敏感性和稳定性。因超薄纳米金丝和纸片均具有极佳的柔性，制成的压力传感设备也因此具有可穿戴性以及可高度弯曲的性能，可以经受弯曲、扭曲、压迫、振动等多种刺激，具有优越的传感性能，以及灵活性和耐用性。

这一传感器的一大特点在于其核心是印在纸片上的镀层纳米金丝，这样构建的元件制作成本低廉，可以进行大批量的加工处理，且和传统传感器相比具有极佳的柔性和机械强度。整个传感设备运行的原理是压阻现象。当设备传感元件受到压力作用时，印在纸片上的超薄纳米金丝与指状电极接触增加，构建出更多的传导通路，以此降低传感元件电阻，增大的电流即可反映压力的大小及变化幅度。

无独有偶，Wu 等也研制了一款压力传感设备。但这一款传感设备采用微流体技术将离子液纳入微管道中，即我们所谓的“液态传感元件”。该设备由两层设计有微流体通道的 PDMS 层夹着一片薄 PDMS 膜构成，两层微流体通道层分别是底层的微流体通道层和顶层的电控流体环路层。在这样的结构基础上，当外界施加压力时，微流体通道层内压力发生改变，通过 PDMS 膜引起电控流体层管道截面积发生改变，引起电控流体环路电阻发生变化，通过电阻的变化获取要测量的压力。

此设备采用的微流体结构引发了新一代传感敷料构建的热潮，在柔性基质上构建智能化敷料，可以大幅度提升设备的可穿戴能力，提高设备的实际应用价值，具有良好的应用前景。借助于微流体高度的敏感性，可以进一步提升智能化传感器的测量能力，有助于精准化、个体化医疗的开展。

Baldoli 等利用纺织技术实现了第一个智能压力传感绷带的构建，克服了传统绷带缠绕体表因体表结构而引起的压力分布不均的问题，通过在两层纺织物之间内置入压阻传感元件层，以传感元件测得的电阻变化反映所受压力的大小，可实现局部压力分布空间定位。Parkinson 等通过将 30 个压力传感器内置入绷带中，借助此集成性绷带指导受试者进行绷带压迫训练，按此方法构建的压力传感分布网具有相当高的精度和分辨率，可实现监测假体皮肤受到绷带压力的分布而达到监测目的。Shuai 等研发了以纳米银材料涂覆的 PDMS 作为电极的柔性压力传感设备，经试验检测该设备具有灵敏度高（$2.94\ kPa^{-1}$）、检测范围广（<3 Pa）、反应时间短（<50 ms）的特点，能够满足健康监测设备的需求，具备相当广阔的临床应用前景。

8.4.1.3 湿度传感敷料

湿度对于创面的愈合所发挥的作用已为学界所公认。合适的湿度有助于促进创面的愈合，因此保持敷料内合适的湿度环境对于维持最佳疗效十分重要。且随着创面的愈合，肉芽组织生长，创面渗出减少,此敷料维持创面湿度的作用更为明显。动态监测创面环境的湿度有助于及时评估创面愈合情况,辅助临床决策,提高创面愈合率。Ohmedics 已经开发出一种名为"Wound Sense"的商品化创面水分监测产品。这种装备由一对氯化银电极组成,属于一次性湿度传感器,在每次换药时可以更换掉。依据湿度表的阻抗值判断创面的湿度:创面干燥时,电流不易通过电极,形成高阻抗;创面潮湿时,电流容易通过,形成低阻抗。每 10 ~ 30 s 测量一次创面的湿度,经过数据转换,将创面湿度情况体现在显示仪上,分为 5 个等级——"潮湿、半潮湿、湿润、半湿润、干燥"。由于其传感元件存在于敷料内,临床医师可依据采集到的数据决定是否进行清创换药、更换敷料等处理,具有相当好的临床应用价值。"Wound Sense"已被作为欧盟医疗器械管理目录内的Ⅱa 类医疗器械,可在医院、诊所、家庭中使用,可应用于急性、慢性创面。

Milne 借助"Wound Sense"对患者更换敷料的必要性进行了研究,通过对 588 组创面湿度数据记录的分析,接近 44.9% 的创面在更换敷料时,创面湿度处于良好状态。这一研究结果表明频繁更换敷料可能引起医疗耗材的浪费。对于何时更换敷料应该更多地考虑个体化数据的重要性,可借助于智能敷料对创面数据进行数字化转换,指导临床实践的高效开展。

8.4.1.4 尿酸传感敷料

研究表明,创面渗出物中的尿酸浓度与创面感染的严重程度密切相关。在细菌感染的过程中,由于感染微生物尿酸氧化酶对尿酸的分解,创面渗出物尿酸含量明显降低。这决定了尿酸可作为一个非常明确的评估创面感染状况的指标。

基于此,Kassal 通过直接在绷带敷料上打印尿酸盐传感器构建了一款智能化尿酸传感敷料。其可通过智能生物传感器接口与一种定制的可穿戴电位器接口,并经无线射频识别(radio frequency identification,RFID)或近场通信(near field communication,NFC)向计算机、平板电脑或智能手机提供所需无线数据传输的状态,真正意义上实现了敷料的智能化、可穿戴要求。

Liu 等则突破性地利用刺绣工艺在纱布上构建创面尿酸传感器,实现了对创面尿酸水平 7 h 的持续性监测。

8.4.1.5 pH 值传感敷料

pH 值是评价创面转归的重要参数。如前所述,感染创面由于菌群增殖产生的代谢物的影响,pH 值偏碱性(>7.4)。在许多情况下,慢性创面的不规则血管结构导致创面感染分布不均匀,引起多个受影响部位的 pH 值急剧变化。商用玻璃微电极由于其设计缺陷,仅能实现点对点的测量,且本身易碎,难以实现对创面 pH 值的测定。

Rahim 等研发了一款价格低廉的柔性 pH 值传感器。采集到的数据经数值转换,可反映 pH 值在 4 ~ 10 范围内的波动情况,适用于临床上对创面进行 pH 值的测定。近年来,柔性、可回收 pH 值智能传感敷料引起了学界的兴趣。Rahim 等研发了一款柔性且成本低廉的 pH 值传感元件。通过在纸质基质上构建电极实现传感元件的研发。这款传感元件装配过程中,采用了快速成型工具和准备好的基板,具有低成本批量化生产的潜在能力。

经验证明,这款智能化 pH 值传感敷料实际应用能力尚可,应用期间参数测量准确、稳定,且不受体温变化的影响。但是由于这款智能化元件的使用时间有限(<24 h),需及时进行更换,这在一定程度上限制了其临床应用能力。

8.4.2 复合型智能传感敷料

相较于传统型智能传感敷料,复合型敷料大多基于实际应用价值,进行传感敷料的设计与集成。通过将多种传感元件集成到一片柔性基质上,实现敷料对创面情况的多方面、全角度监测,更好地服务临床,解决临床问题。接下来我们将介绍多款复合型传感敷料。

8.4.2.1 同步测量创面 pH 值和葡萄糖浓度的复合型智能化敷料

瑞士学者 Jankowska 团队研发了一款同步测量创面 pH 值和葡

萄糖浓度的智能传感敷料。他们通过构建荧光传感系统监测创面环境并实现对愈合状态的创面和慢性创面的早期识别。pH 值的监测是通过对 pH 值高度响应的荧光染料来实现的，其在慢性创面中的 pH 值 6 ~ 8 范围特别敏感。代谢物检测是通过葡萄糖氧化酶(glucose oxidase，GOx)和辣根过氧化物酶(horseradish peroxidase，HRP)这两种酶的连续反应来完成的，GOx 产生 HRP 底物。荧光素作为 HRP 的第二底物，在接触到酶催化氧化荧光探针后，将产生定量的荧光信号，通过识别并转换荧光信号，获取创面渗出物中葡萄糖定量检测信息，实现创面的动态化监测。

研究组以多聚糖制成具有生物相容性的基质，将葡萄糖氧化酶和辣根过氧化物酶组成的传感系统集成到多聚糖基质上，制造可应用于创面的凝胶涂层，确保了传感敷料的柔性和应用价值。凝胶作为一种集保护、隔绝、保湿、透明等多种特点于一体的生物敷料，在创面应用上具有独特的价值。

这款智能化敷料相比其他复合型智能化敷料，突出优点在于引入了对创面渗出物中葡萄糖浓度的监测，将 pH 值和葡萄糖传感器整合到凝胶敷料中。通过改变创面敷料的常规形态，可以在更长的时间内实现对创面葡萄糖浓度的监测。由于每个创面尺寸不同，探针接触部位在敷料中受到预先集成，增强了数据的可靠性。此外，传感器的空间分布和对不同部位的荧光探测将避免交叉读数和信号重叠等问题，具有较好的临床应用价值。但是这款敷料的缺点也同样明显，集中体现在获取监测信息不便，需要对待测部位以荧光探针进行挨个接触，实现信息获取，实际应用能力有待提高。

8.4.2.2 碳材料制成的温度、pH 值复合型智能化敷料

意大利学者 Salvo 研制出了一款可同步测量温度和 pH 值的可穿戴传感元件，以还原氧化石墨烯(reduction of graphene oxide，rGO)制成的温度传感器随温度变化电阻率变化的特性完成了温度传感元件的制备，以氧化石墨烯构建成 pH 值传感元件。经检测，传感元件具备相当高的灵敏度和特异度。该传感器的灵敏度为(110±10)Ω/℃，与恒温水浴中的参考值相比，误差仅为 0.1 ~

0.4 ℃。而 pH 值传感器,在 pH 值范围 4 ~ 10 之间的测量灵敏度为(40±4) mV/pH 值。

这一款传感元件的优点主要在于对原材料(石墨烯)的利用以及可穿戴性,具有一定的临床应用价值,但是采集资料片面也限制了这款智能化传感元件对于创面评估的能力。

8.4.2.3 同步化测量温度、湿度、压力的复合型智能化传感敷料

澳大利亚学者 Mehmood 通过集成温度、湿度、压力传感元件构建成智能传感敷料,可应用于指导诊断慢性创面。同时,可应用于在治疗中对慢性创面相关参数进行实时化动态监测,且具有低能耗的特点。这一款智能化传感敷料结构简单,成本低廉,具有一定的临床应用价值,为智能化传感敷料的研发提供了新思路。

8.4.2.4 同步化测量温度及热导系数的复合型智能化传感敷料

Hattori 等研制了一款分形结构的多功能表皮电子系统。通过转印技术将传感器集成到薄硅基膜上,随后以硅脂封装,再以硅纺丝予以覆盖,确保应用于人体时敷料表面的防水性。这一复合传感敷料主要通过检测创面及周围的温度和导热系数来评估创面的愈合情况。创面的温度变化反映了创面的血供和代谢情况,而导热系数则反映了创面的水肿严重程度,有助于辅助临床医师及早对创面进行临床干预,促进创面愈合。

8.4.2.5 温度、湿度、压力复合型智能化传感敷料

空军军医大学唐都医院烧伤整形科和西北工业大学联合研制了一款集成有温度、湿度、压力的复合型智能化敷料,传感元件系统以 CC2440 芯片为基础集成温湿度复合传感器 HTU21D、薄膜压力传感器 FSR402 以及 CPU 控制模块、蓝牙模块等模块单元,实现了对创面温度、湿度以及压力等参数的监测,通过蓝牙与智能手机相连以显示所监测到的数据。这款敷料的一大特色在于,针对数据传输与共享,采用云数据处理系统,并研发配套应用于手机及平板电

脑上的 APP,实现了数据的实时监测和反馈,具有较高的临床实际应用价值。经过动物实验等验证,具有较高的测量精度。这款智能化敷料的缺点主要在于:①目标数据片面,难以全面反映创面的病理生理状态;②在与生物敷料结合方面还有进一步发展的空间。总体而言,这一款智能化敷料对于外科医师在临床实践过程中能够发挥较好的辅助诊疗作用(图 8.4)。

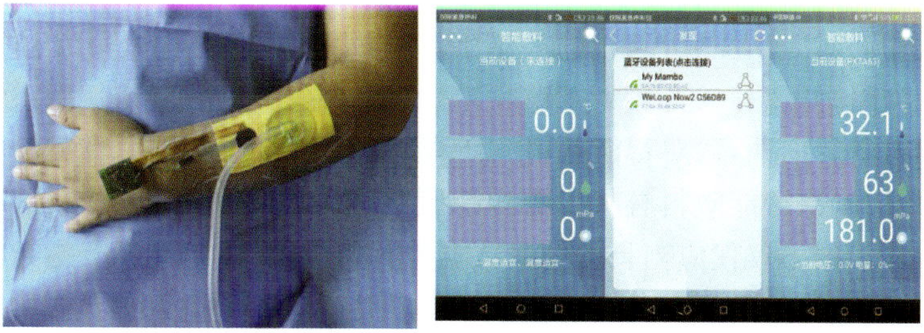

图 8.4　智能传感敷料应用

A. 受试者左前臂连接负压,应用传感敷料监测创面信息　B. APP 界面反映传感敷料应用前后信息的变化

8.5　智能化敷料发展与展望

现如今,随着对于影响创面愈合因素的研究日渐加深,越来越多的指标将被纳入创面传感研究的参考范围。很多既往必须通过抽血或分泌物检验才能获取的指标甚至某些既往不被临床常规纳入的检查项目,都有望通过传感敷料直接获得,且较之以往动态性更佳。

通过研读国内外智能敷料相关研究,我们发现,迄今为止国内外在智能传感器的研发中对柔性化材料的要求越来越高,这是随着研究深入和临床需要所必然要求的。实际应用过程中,智能敷料必须能够应用于人体多个部位,这一实际应用需要对敷料的形变能力提出了相当高的要求。不论是固态智能敷料还是液态智能敷料,均在向着这一要求发展。固态智能敷料越来越多地采用如聚氨酯

(PU)、聚对苯二甲酸乙二醇酯(PET)等高聚柔性基质，此外诸如聚二甲基硅氧烷(PDMS)、EcoFlex®、DragonSkin®及Silbione®等柔性硅胶基质也获得了广泛的应用。静电纺丝技术拓展了柔性基质的种类，能够针对研发人员的需要制造出符合要求的柔性基质。这些基质的出现为智能化敷料的柔性化开发应用提供了研发基础，对推动智能敷料的柔性化发展进程具有重要意义和价值。载药膜的研发应当以实际需要为导向，致力于研发抗炎、抗感染等多功能载药膜的同时应当注意控制成本，增强产品的实际应用价值，以临床应用为目标。

就目前而言，对智能敷料的研究还大多局限于传感元件的开发阶段，未来智能敷料必将实现传感元件和生物敷料的有机结合，即智能敷料不仅仅应当具备健康数据监测的功能，还应当具有指导给药，甚至将来有望实现药物集成于敷料中，依据机体实际需要实现个体化医疗的最终目标。这一领域的研究目前已现苗头，已经有学者尝试将张力传感器与胰岛素注射微针有机结合，通过传感某些特定部位的张力指导胰岛素的释放。接下来，如果实现张力元件与血糖检测元件的有机结合，在传感器动态获取血糖水平的前提下，直接对患者进行胰岛素治疗，有望成为现代个体化医疗的一个里程碑。

另外，迄今来看传统型智能敷料在数量和技术成熟程度上优势明显，而能实现多种指标同步实时测量的复合型智能敷料在识别参数方面还有待丰富。未来智能敷料的应用必然走向复合型的道路，这一点毋庸置疑。复合型智能敷料的发展应当以临床实际需要为导向，积极构建基础与临床的有机结合，引导智能敷料的研发走上新的台阶。

智能化敷料的应用及前景

（潘泽平　李望舟）

9 组织工程敷料研究进展

皮肤是人体最大的器官，是抵御外界伤害的第一道屏障。它包含表皮层、真皮层和皮下组织3个主要部分。外科医师尤其是整形外科医师们往往面临着诸多创伤所带来的皮肤缺损修复这一难题。如烧伤、烫伤、瘢痕切除、皮肤肿物切除以及糖尿病等引起的慢性难愈性创面，都急需各种创面敷料或者皮肤替代物来暂时或永久覆盖创面。从有创面覆盖物这一概念以来，人类不断地去尝试去创新去改革创面覆盖物，从各类动植物原料，再到各类化学合成材料，创面敷料的发展经历了上千年。在这一段漫长的发展历程中，人类的科技在不断进步，这也推动了创面敷料的发展与改革。传统敷料的不足不断推进新型敷料的研制开发。理想的敷料应具备以下主要特征：良好的生物相容性、控制和吸收创面渗液、防止细菌侵入和抑菌、适合气体和水蒸气透过、保护新生组织、加速创面愈合、止血镇痛、良好的机械性能等。目前尚没有一种敷料可以完全达到这些要求。近年来，创面治疗的新技术新手段层出不穷，各式先进敷料不断刷新着我们对于创面治疗的认识。组织工程等先进技术的日益成熟，给创面敷料的发展与临床应用提供了更多的可能性。

9.1 组织工程敷料的概念

9.1.1 组织工程的定义及发展现状

组织工程(tissue engineering)是近年来新兴的一门学科，且发展迅速，属于生物高技术范畴。组织工程一词最早是1987年美国科学基金会在华盛顿举办的生物工程小组会上提出的，1988年正式定义为:应用生命科学和工程学的原理与技术,在正确认识哺乳动物的正常及病理状态下的组织结构与功能关系的基础上,研究、开发用于修复、维护、促进人体各种组织或器官损伤的功能和形态的生物替代的一门新兴学科。组织工程研究主要包括4个方面:种子细胞、生物材料、构建组织器官的方法和技术以及组织工程的临床应用。

目前临床上常用的组织修复途径大致有3种,即自体组织移植、异体组织移植和应用人工代用品。这3种方法都存在不足,如免疫排斥反应及供体不足等。组织工程的发展将从根本上解决组织和器官缺损所致的功能障碍以及相应治疗问题。组织工程的核心是建立由细胞和生物材料构成的三维空间复合体,这与传统的二维结构(如细胞培养)有着本质的区别,其优点是:①可形成具有生命力的活体组织,对病损组织进行形态、结构和功能的重建并以最终达到永久性替代为目标;②用较少的细胞或组织通过体外培养扩增后,进行大块组织缺损的修复;③可按组织、器官缺损情况任意塑形,以达到接近完美的形态修复。

其基本原理和方法是将体外培养扩增的正常组织细胞,附着于一种生物相容性良好并可被机体吸收的生物材料上形成复合物,将细胞-生物材料复合物植入机体组织、器官的病损部位,细胞在生物材料逐渐被机体降解吸收的过程中形成新的在形态和功能方面与相应器官、组织相一致的组织,而达到修复创伤和重建功能的目的。在此,生物相容性好、可被人体降解吸收的组织工程支架材料被称为细胞外基质(extracellular matrix,ECM),其功能是为细胞提供生存空间,使细胞获得足够的营养物质,进行气体交换,并使细胞按预制形态的三维支架生长。在细胞和生物材料的复合体植入机体病损部位后,生物支架被降解吸收,但种植的细胞继续增殖繁殖,形成新的具有原来功能和形态的相应组织、器官。

目前,美国已有相当数量的研究机构(包括国家航空和航天局、能源部、国立卫生研究院等),许多相关大学(包括麻省理工学院、哈佛医学院、佐治亚理工学院、加州大学圣地亚哥分校、马萨诸塞大学）都参与了组织工程的研究。同时，我国的许多学者以敏锐的科研意识与思维，不约而同掀起了一股组织工程热，目前已在软骨、骨、肌腱、血管、皮肤、角膜等领域取得了可喜的进展，并且组织工程皮肤已最早应用于临床。

9.1.2 组织工程敷料的定义

组织工程敷料，即组织工程皮肤，是近年来在人工合成敷料越来越不能满足创面护理需要的前提下逐步发展起来的。依据细胞生物学、生物化学、材料学及移植学等交叉学科知识，利用高分子材料在体外构建三维多孔支架，为细胞的生长和繁殖提供营养和代谢环境，调节细胞的生长与排列，移植于需要修复重建的皮肤损伤处，最终三维多孔支架通过降解和吸收达到组织永久性替代的目的。

在组织工程敷料这一概念出现之前，自体皮移植向来是治疗皮肤缺损的“金标准”，但对于大面积的皮肤缺损病患，移植供区有限，而同种异体以及异种皮肤移植均存在免疫排斥反应和组织相容性等问题。组织工程人工皮肤替代物的研究为皮肤缺损的修复提供了新的发展方向。

9.1.3 组织工程皮肤的发展历程

1975 年，Rheinwald 等实现了人表皮细胞的体外分离和扩增，并构建了表皮膜片，基于该技术的 Epicel®表皮细胞膜片于 1987 年获准上市（图 9.1）。Epicel®是一种由患者自体角质形成细胞和小鼠成纤维细胞在体外共培养后得到的无菌创面敷料，它由大量增殖的、2～8 层的角质形成细胞组成，黏附于凡士林纱布上并覆于手术钛夹，面积约为 50 cm^2。Epicel®临床使用数据显示，954 名平均 TBSA 为 67.3% 的患者在使用 Epicel®后，原创面被修复 75%，即 4 800 cm^2的 Epicel®可以修复 3 600 cm^2的创伤面积。

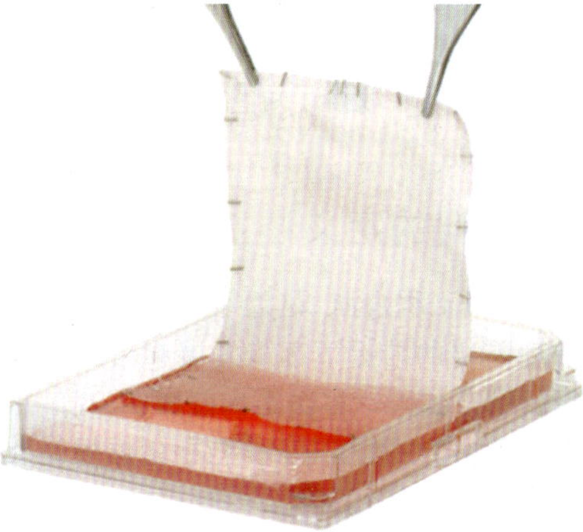

图 9.1 Epicel®表皮细胞膜片

后来 Bell 等在接种了真皮成纤维细胞的胶原基质上覆盖了一层角质形成细胞,构建了全层人工皮肤替代物。之后,基于 Yannas 等人的研究成果,研制出了最早的皮肤诱导再生材料 Integra®。Integra®是一种双层皮肤再生系统,其中真皮部分以牛腱胶原和鲨鱼软骨中的6-硫酸软骨素为原料,以戊二醛为交联剂,采用冷冻干燥法形成三维多孔支架,并在表面覆盖一层硅橡胶薄膜作为临时表皮层。Integra®近年来被应用于临床上治疗巨大皮肤损伤,成效显著,如皮肤巨大肿物切除后创面的覆盖修复(如图 9.2A ~ C 所示为 TBSA 约为 16% 的背部巨大黑色素细胞痣切除后创面以 Integra®覆盖),覆盖3 周后,以厚度为 0.102 ~ 0.152 mm(0.004 ~ 0.006 in)的刃厚皮片替代硅胶层(图 9.2D 为术后 2 个月创面愈合情况)。

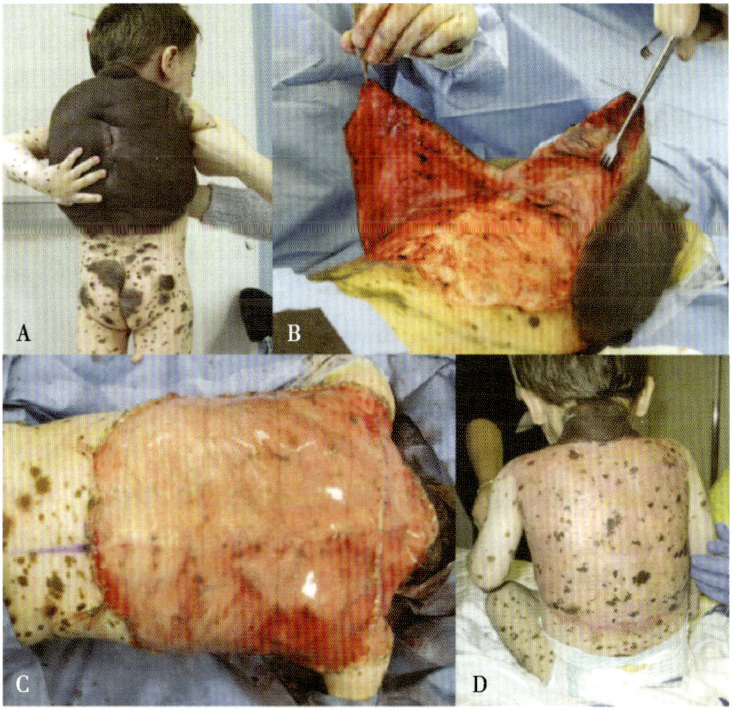

图 9.2　Integra® 在巨大黑色素细胞痣治疗中的应用

A ~ C 为 TBSA 约为 16% 的背部巨大黑色素细胞痣切除后创面以 Integra® 覆盖　D 为术后 2 个月创面愈合情况

Hyalosafe® 和 Hyalomatrix® 是基于透明质酸(hyaluronic acid, HA)衍生物开发的一种创面敷料。透明质酸在创面愈合的不同阶段都扮演着重要角色,如创面感染、肉芽形成以及再上皮化过程。对透明质酸结构性能进行优化后,大大增加了该类敷料在深度烧伤创面的治疗与应用范围。皮肤深度创伤的患者通常缺乏用自体皮肤移植的方法来覆盖创面的条件,这种情况下有一些备选方案可供临床医生们选择,比如说冻存尸体皮移植,但是由于技术的局限性,这种方法存在着病毒感染的风险。因此人工合成的皮肤替代物以及各种先进的创面敷料就应运而生。HA 是一种多糖组分，是组成 ECM 的结构成分，是最能够吸收水分的天然分子之一。HA 分子吸水后体积会膨胀将近 1 000 倍。这是它最主要的特性之一。这一特性在维持组织水平衡方面起到重要作用，它有利于组织水化，对创面愈合起到积极作用，符合湿润创面护理的理念。HYAFF® 11 是 HA 衍生聚合物，它是由葡萄糖醛酸和苯并乙醇的自由羧基酯化得到的，目的是提高聚合物的稳定性，同时保持启动分子的生物安全特性。

Hyalomatrix®和 Hyalosafe®是基于 HYAFF® 11 技术来设计、开发和制造的。在设计和研发的过程中，需要首先考虑的问题是如何应用现成的材料为创面提供临时覆盖物。Hyalomatrix®是一种双层的、无菌的、灵活舒适的真皮替代物，在覆盖创面的前提下促进真皮的永久再生(图 9.3)。与创面接触的一面是由 HYAFF® 11 制成的 3D 纤维基质，表面是一层薄而透明的硅胶膜。HYAFF®层与创面接触后开始释放 HA。这种可生物降解基质可作为细胞长入，真皮基质成分沉积，组织、毛细血管生长的支架，并且有利于表皮细胞的迁移，使创面边缘重新上皮化。硅胶层可保护创面不受外界污染，防止过度的液体流失，而且，其透明的特性有利于连续监测创面愈合过程而不需要更换敷料。在新生组织形成后，硅胶层可以轻易去除，且不会给患者带来疼痛或造成创基损伤。Hyalomatrix®作为一种真皮替代物被应用于诸如深度烧伤、皮肤全层损伤、慢性创面等临床治疗。

同样使用 HYAFF® 11 技术的另一个名为 Hyalosafe®的产品，可用于治疗一度和浅二度烧伤，亦可应用于儿科深度烧伤患者中，也有报道可应用于皮肤擦伤。HYAFF® 11 薄膜直接应用于创面，使创面保持湿润，为快速的再上皮化创造理想的条件，避免组织溃烂的风险。HA 在 HYAFF® 11 降解过程中被释放，促进上皮细胞的更新。并且该薄膜不会黏附在创面上，所以在去除时不会给患者带来痛苦感(图 9.4)。

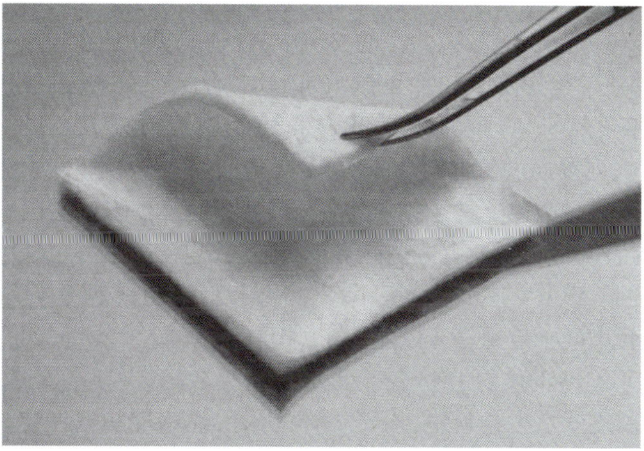

图 9.3　Hyalomatrix®

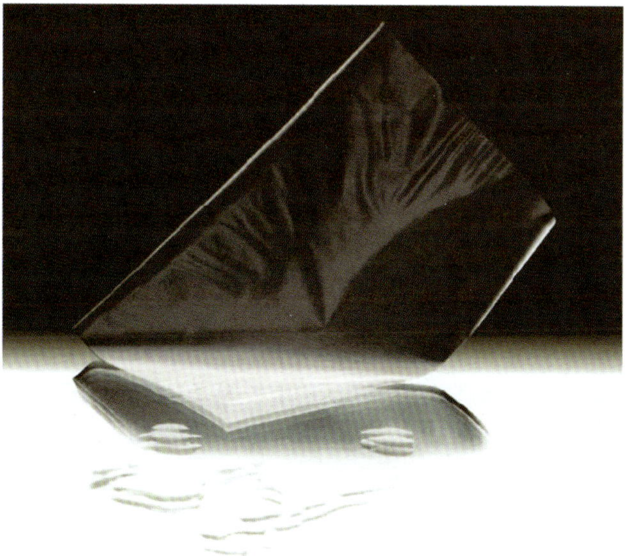

图 9.4　Hyalosafe®(一种透明的薄膜创面敷料)

曹谊林等将自体原代表皮细胞和成纤维细胞复合到聚乙醇酸(polyglycolic acid,PGA)为主的支架中,研制出了新的组织工程化皮肤。刘亚玲等构建了一种类似 Apligraft® 的双层皮肤替代物,并于2007年获得SFDA批准,成为我国第一个组织工程化皮肤产品安体肤®。马列等通过仿生设计,研制了一种胶原-壳聚糖/硅胶皮肤诱导再生材料,避免了种子细胞来源、扩增和安全性方面的问题。动物实验表明该材料能有效诱导真皮再生,在超薄皮片移植后可实现全层皮肤修复。郭瑞等将N,N,N-三甲基壳聚糖(N-trimethyl chitosan,TMC)与血管内皮生长因子(vascular endothelial growth factor,VEGF)的质粒DNA结合形成纳米复合物,再导入胶原-壳聚糖/硅胶皮肤再生材料中,构建一种基因活性化皮肤替代物。体内移植结果显示,该皮肤替代物可促进血管的新生与成熟,实现移植材料的快速血管化,再生皮肤的结构和机械强度均与正常皮肤接近。刘幸等将能够抑制转化生长因子 β_1(transforming growth factor-β_1,TGF-β_1)表达的小干扰RNA(small interfering RNA,siRNA)与TMC组合为复合粒子,与胶原-壳聚糖/硅胶皮肤再生材料复合,动物实验结果显示该材料能有效抑制再生皮肤组织的瘢痕化。目前,已实现临床应用的皮肤替代物产品多达几十种,如组织工程真皮替代物 Dermagraft®,全层组织工程皮肤替代物 Apligrat™、Integra® 和安体肤®等。

Dermagraft®是一种无菌的、冷冻的、由新生儿真皮成纤维细胞培养产生的真皮替代物。附着于可吸收的 Polyglactin 网格支架上。在产品制造过程中,成纤维细胞不断增生填补支架的空隙,并且分泌胶原蛋白、其他细胞外基质蛋白、生长因子和细胞因子,创造一个具有新陈代谢功能的3D人体组织活细胞。Dermagraft®只含有人的皮肤成纤维细胞及其分泌的产物,缺乏其他的细胞类型(如巨噬细胞、淋巴细胞、内皮细胞或角质形成细胞)。成纤维细胞来自于被授权的具有资质的细胞库,且已进行过病原体筛查。Polyglactin 网格支架亦已被批准可用于临床,是一种常用的缝合材料。

然而,多数皮肤替代物产品只能实现表皮层和简单真皮层的结构性修复,修复的皮肤组织不含毛囊、汗腺、皮脂腺等皮肤附属器官,难以重建皮肤的各项功能。因此,构建具有附属器官再生性能的新型皮肤替代物在将来具有重要的意义。

9.2 组织工程皮肤的研究内容及方法

9.2.1 种子细胞

种子细胞的培养是组织工程的基本要素,细胞主要来源于自体、同种异体、异种组织细胞等。自体组织细胞应为首选。由于组织工程细胞培养多需要高浓度的细胞接种,自体组织细胞存在着数量上的局限性及长期传代后细胞功能老化的问题。要建立适于组织工程需要的种子细胞,需要解决以下问题:①增加细胞的增殖能力;②延长细胞的生命期;③提高细胞的分泌能力;④优选不同组织来源的同一功能的最佳细胞;⑤建立标准细胞系,使研究工作有更好的可比性和科学性;⑥同种异体与异种移植的免疫学;⑦细胞与人工细胞外基质的相互作用及影响因素。

干细胞工程是利用现代生物医学和组织工程技术,通过对间充质干细胞、胚胎干细胞、血管-造血干细胞、神经干细胞和皮肤、肌肉等前体细胞,进行体外分离纯化、定向诱导分化、转基因及核移植、大量扩增和整合构建,在体外重构人骨、软骨、肌肉、肌腱、瓣膜、脂肪、真皮、基质、神经、血管、皮肤、角膜以及造血和免疫等组织。它作为组织工程的“上游”研究,对未来的组织、器官修复和替代具有极其重要的作用和深远的影响。在组织和器官的细胞来源、细胞扩增与定向诱导分化、重构组织和器官的种类、重构效率、重构组织器官的植入等方面,与传统的组织工程相比均存在着明显的不同和优势。相对于成体细胞,干细胞具有多分化潜能、来源广泛、能被定向诱导分化为组织特异性细胞等优点,被广泛应用于各种组织与器官再生修复。针对皮肤附属器官再生,具有多分化潜能的胚胎干细胞、表皮干细胞、脂肪干细胞、毛囊干细胞、间充质干细胞,特别是骨髓间充质干细胞(bone marrow stem cell,BMSC)越来越受到重视。Lin 等将由胚胎干细胞分化而来的表皮干细胞(epidermal stem cell,ESC)与引入成纤维细胞的明胶-胶原支架复合,并将此人工皮肤移植到老鼠背部的全层皮肤缺损处,结果再生皮肤组织中有类毛囊结构与腺样结构。BMSC 广泛存在于骨髓中,来源丰富,有成熟的分离和培养方法,且分离培养后分化过程可控。同时,BMSC 能够促进皮肤组织的愈合,降低机体的免疫排斥反应。这些特点使其作为皮肤及附属器官再生的种子细胞,具有突出优势。Deng 等将白色毛发的 BALB/c 小鼠的 BMSC 移植到受体 C57BL/6 黑色毛发小鼠中,结果受体小鼠长出白色毛发,并扩展到其他部位,证明 BMSC 能够诱导毛囊再生。Ma 等将对 BMSC 有黏附作用的 CD29 抗体接枝到胶原/聚乳酸-羟基乙酸共聚物[poly(lactic-co-glycolic acid),PLGA]混合纳米纤维支架,并导入一定数目的 BMSC,应用于全层皮肤缺损修复中,能够有效促进毛囊和皮脂腺的再生。

基于上述研究技术,人们现在开始研究具有皮肤附属器官再生性能的人工皮肤替代物。将附属器官的细胞用作附属器官再生的种子细胞,这些细胞在最大程度上保持了与目标细胞的同源性,并且包含目标器官再生所需要的各种特异性细胞。例如,用于毛囊再生的表皮细胞、毛乳头细胞、真皮毛囊鞘细胞,用于汗腺再生的有汗腺细胞(sweat gland cell,SGC)等。Asakawa 等利用仿生学的思想,模拟毛囊器官的胚胎发育过程,从胚胎皮肤组织中分离出上皮细胞和真皮组织细胞,体外混合培养,构建了组织工程毛囊胚芽,体内移植后,能够长出具有正常循环的毛囊及毛干结构。Fukuda 等将从小鼠分离的毛囊细胞和新生小鼠的成纤维细胞混合,结合聚乙二醇(polyethylene glycol,PEG)水凝胶,植入小鼠的背部,2 周后切片结果显示,有尚未发育完全的新生毛囊结构生成,证明引入混合细胞的 PEG 水凝胶具有毛囊再生能力。吴贤杰等将毛囊组织混合细胞注射到胶原-壳聚糖三维多孔支架中,培养 10 d 后可见毛囊样结构及毛干。Huang 等制备了负载表皮细胞生长因子(epithelial growth factor,EGF)的明胶微球,并在微球上培养汗腺细胞,将这种细胞-

生长因子微载体复合到 Matrigel 混合基质与 I 型胶原的混合溶液中,原位形成凝胶,体外培养一段时间后体内移植,结果显示有汗腺结构的形成。虽然采用附属器官源细胞可实现特定附属器官的再生,但是,由于皮肤附属器官结构精细,形态微小,分离和纯化过程复杂,而且体外分离后的细胞难以维持附属器官再生能力,从而制约了附属器官源细胞的广泛应用。

9.2.2 细胞外基质

皮肤中含有大量的蛋白质、多糖等细胞外基质成分,这些细胞外基质成分对于皮肤功能的维持和损伤后修复具有重要作用。细胞外基质(ECM)包括均质状态的基质(蛋白多糖、糖蛋白)和细丝状的胶原纤维。ECM 是细胞附着的基本框架和代谢场所,其形态和功能直接影响所构成的组织的形态和功能。

(1)特点　理想的 ECM 应具有以下特点:①生物相容性好,在体内不引起炎症反应和毒性反应;②有可吸收性,能彻底地被自身组织所取代;③有可塑性,可塑为任意的三维结构,植入后在体内仍可保持特定形状;④表面化学特性和表面微结构利于细胞的黏附和生长;⑤降解速率可根据不同细胞的组织再生速率而进行调整。

(2)分类　目前组织工程所应用的材料很多,主要分为以下几类。

1)天然 ECM:早期人们采用胶原制作人工皮和血管的模型,由于胶原存在着力学性质差、不稳定、在体内被吸收过快等缺点,限制了它的应用。现在研究主要集中于采用脱细胞技术制造天然的 ECM,其优点在于可以作为组织充填物而长期存在,有较好的组织相容性和亲和性,完整的天然 ECM 内可能存在着某些复合生长因子,可诱导调节细胞的生长、繁殖、分化等。

2)人工 ECM:目前研究最多的有聚乳酸[poly(lactic acid),PLA]、聚乙醇酸(polyglycolic acid,PGA)、聚乳酸和聚乙醇酸的共聚物(PGA-PLA)、聚羟基丁酯(polyhydroxybutyrate,PHB)、聚乳酸-聚己内酯的共聚物、聚原酸酯、聚磷苯酯、聚酸酐等。这些材料的共同特点是具有生物相容性及可塑性，在体内可逐步分解为小分子（如乳酸、羟基乙酸等），目前研究主要集中于人工材料的改性、复合某些生长因子等。尽管这些聚合物植入体内会出现或多或少的炎症反应，但有望通过进一步的纯化而减弱或消失。

3）天然高分子同合成高分子的复合物：如胶原-吡咯烷酮羧酸（pyrrolidone carboxylic acid，PCA）的复合物等。

4）有机材料同无机材料的复合物：如羟基磷灰石-甲壳素的复合物，羟基磷灰石-PLA的复合物等。

9.2.3 组织工程皮肤构建方法

（1）表皮细胞膜片　表皮细胞膜片的培养已有很久的历史，技术方法也较为成熟，在临床应用方面也已取得了初步成功，例如修复较大面积黏膜缺损、烧伤患者创面覆盖等。表皮细胞膜片培养方法较为简单，这里可做一简单介绍。表皮细胞膜片的细胞来源一般有人表皮细胞及猪表皮细胞。将皮肤标本剪成适当大小、胰蛋白酶消化、孵箱孵育后，可将表皮与真皮分开，将表皮和基底细胞置于离心管离心，弃上清液加入表皮细胞培养液，洗涤后接种于培养皿或培养瓶，置于孵箱中每周更换3次培养液，约10 d后可获得原代表皮细胞膜片；然后可进行传代，再培养2周左右，传代细胞将再次形成膜片，测定细胞活力。形成的表皮细胞膜片可冻存备用。有研究表明，培养3周的原代表皮细胞膜片加以40 ml RPMI（Roswell Park Memorial Institute，基洛斯维·帕克纪念研究所）1640培养基、加43 ml甘油、加4%人体蛋白17 ml配比的冻存液可在最大程度上保存细胞活力。

（2）人工真皮　人工真皮是在合成胶原支架上（如牛胶原等）负载成纤维细胞，表面覆以硅胶薄膜。临床上人工真皮的应用已较为广泛，且取得较大成功。

9.3 组织工程皮肤的临床应用

组织工程皮肤临床应用是在组织构建完成了动物实验之后，在人体上的应用，这也是组织工程的最后一步。目前，组织工程的研究只有活性皮肤达到了这一步。一些活性皮肤替代物已经应用于临床，成为组织工程化组织器官移植的成功范例。实际上在组织工程的概念提出之前，人们早已在研究具有细胞活性的皮肤替代物。20 世纪 60 年代，随着细胞培养技术的突破，Kheinwold-Green 等首先培养出表皮细胞膜片，后经许多研究者的改良，研究出了适于移植的表皮细胞膜片，使体外培养活组织移植的梦想变成现实。在随后的几十年里，不断有新的活性皮肤替代物问世，直至近年来出现了商品化的器官型的皮肤替代物 Apligraft®（商品名）。天然的、人工合成的各种真皮基质很多，也有商品化的产品如 AlloDerm（商品名）。然而由于缺乏活细胞成分，以及结构和成分上的不完整性，最终不能成为理想的皮肤替代物。构建尽可能接近正常皮肤结构、功能和形态的活性皮肤替代物，仍是未来的研究方向。

9.3.1 表皮替代物

（1）*自体表皮细胞膜片移植*　自 1975 年 Kheinwold-Green 等建立了角质形成细胞膜片滋养层培养法后，有关表皮细胞的临床应用报道很多，技术已较为成熟。然而临床应用的结果表明，表皮细胞膜片移植的成活率仅有 50%~60%。失败的原因除创面条件差、感染、表皮细胞膜片培养和移植技术不娴熟等外在因素外，表皮细胞膜片的结构和功能不完善是重要的内在原因。另外培养时间长，不易操作，薄而易碎，在深度创面上很难存活，创面愈合后瘢痕挛缩明显、易破溃、抗感染能力差等也是其自身难以克服的缺点。因此，其临床应用受到一定限制。

（2）*异体表皮细胞膜片移植*　为了克服自体表皮细胞膜片移植培养时间长且要取自身活组织的不足，人们想到了异体表皮细胞移植,异体移植首先要解决免疫排斥问题。研究表明:异体细胞在经过体外培养后,皮肤中在免疫排斥中起主导作用的朗格汉斯细胞被清除,使异体表皮细胞具有免疫耐受性,可以被受体接受。异体表皮细胞膜片可以大量预制、冻存,冻存后活力虽下降,但仍有很大活性。但由于缺乏真皮层和缓慢的免疫排斥(silent rejection),临床疗效并不理想 。

(3)自体、异体表皮细胞膜片混合移植　一定比例的自体、异体表皮细胞混合移植,在异体表皮细胞缓慢排斥的同时,移植的自体表皮细胞逐渐增殖,创面覆盖的效果良好。但单纯表皮细胞膜片移植的缺陷仍然存在。

9.3.2　真皮替代物

在皮肤有机体中,真皮基质是一个高度有序的三维结构,其作用是复杂的、多方面的。例如,真皮基质可以促进表皮的增殖、分化和基底膜的形成,诱导成纤维细胞和血管内皮有序地生长、分化等。天然的真皮基质主要有胶原、层粘连蛋白、纤粘连蛋白、糖胺聚糖[glycosaminoglycans,GAG;最多的是透明质酸和蛋白聚糖(如硫酸软骨素等)]。人工基质主要是一些高分子聚合物,如聚乙交酯(polyglycolide,PGA;也称聚乙醇酸、聚羟基乙酸)、聚丙交酯(polylactide,PLA;也称聚乳酸)、共聚乙交酯-丙交酯等,新材料也不断地涌现,这些材料都有较好的生物相容性和细胞黏附性。Hickerson 等用异体真皮与自体表皮细胞培养,表皮细胞与异体真皮形成基底膜样结构。Bruke 等把表皮细胞培养在牛胶原和鲨鱼糖胺聚糖混合的无纺基质膜上,移植试验证明,可以被受体接受,血管化速度快,但这种真皮基质的成分和网孔状结构易被降解和发生感染。人工材料与表皮细胞构成的皮肤替代物也有成功的报道,但生物相容性与细胞黏附相对欠佳,往往需要做表面修饰。真皮基质的引入,使活性皮肤替代物基本具有了表皮和真皮两种结构,克服了单纯表皮细胞膜片移植的很多缺陷,有一定的临床疗效,但要满足临床的要求还相距甚远。

人真皮层中含有大量的成纤维细胞。现代细胞生物学研究表明，相同各类的细胞与细胞之间，以及不同种类的细胞之间有明显的相互影响和协同作用，单纯的表皮细胞膜片或表皮细胞结合真皮基质移植，则缺乏这种相互影响和协同作用，成纤维细胞可分泌多种细胞外基质和生长因子，包括Ⅰ、Ⅲ型胶原及纤粘连蛋白、层粘连蛋白、FGF、VEGF 等。因此，在真皮层中加入成纤维细胞有多重意义：①使真皮层具有细胞活性，真皮成分更加接近生理状态，并以活体形式对移植环境做出反应；②使真皮基质部分重构和有序化；③促进表皮细胞的生长、分化及基底膜形成，诱导血管内皮细胞生长，加快血管化速度，提高移植成功率。自体的成纤维细胞固然好，但存在培养时间长的问题，而且难以产业化。研究表明，异体成纤维细胞，特别是胎儿的成纤维细胞移植后免疫排斥不明显。因此，可以通过构建异体成纤维细胞的种子细胞库，为实际应用提供更大的方便和可操作性。含成纤维细胞的活性真皮替代物已有报道，较为典型的如 Dermagraft® 和成纤维细胞胶原网格（fibroblast populated collagen lattice，FPCL）。

（1）Dermagraft®　这种组织工程化真皮包含正常真皮基质蛋白、细胞因子和新生儿成纤维细胞。成纤维细胞可以在基质中增生，并产生细胞外基质成分，包括胶原蛋白、纤粘连蛋白、层粘连蛋白、糖胺聚糖、生长因子和其他蛋白。这样，Dermagraft® 中的部分细胞外基质是细胞产生的，而不是外源加入的。制作过程可分 3 个步骤：①大量扩增、储存种子成纤维细胞；②用聚乳酸或透明质酸形成网状基质支架；③在基质支架上种植细胞并使其增殖。

Dermagraft® 的优点是结构和成分更加接近真皮成分，应用方便，网状基质在 60～90 d 可降解吸收，创面收缩和瘢痕形成较少。临床上结合自体皮片移植，在 14 d 内可完全封闭创面。

（2）FPCL　在 Bruke 等人研究的同时，Bell 等设计出了成纤维细胞胶原网格，即一种含有成纤维细胞的胶原凝胶（collagen gel）。FPCL 与活体真皮有较为相似的结构成分。大量基础研究表明，FPCL 可促进表皮细胞增殖、分化，诱导内皮细胞分化成二维的细胞索或网络状，而不是平面的铺路石样（cobblestone）。后来又有人在FPCL上种植表皮细胞，构建皮肤替代物这种含有活性表皮和真皮双层结构的皮肤替代物，是以后出现的器官型活性皮肤替代物的雏形。许多研究者把它作为一个极好的体外皮肤模型，广泛应用于皮肤的药理、毒理、放射和代谢等方面的基础研究。

9.4 组织工程敷料发展前景

皮肤组织工程研究方兴未艾，有着广阔的前景。但是，要研制出与活体皮肤结构、功能和形态、性质接近，同时又方便经济的皮肤替代物，还有很长的路要走，很多问题极具挑战性。在种子细胞方面，由于原代培养细胞的增殖活力有限，及时得到足量的种子细胞是困难的，异体细胞又有免疫排斥的问题。因此，解决种子细胞的可靠来源是一个努力的方向，有人提出建“万能供体细胞系”、旋转生物反应器、胚胎干细胞技术。细胞表面抗原掩盖技术可能也会带来新的希望。在真皮支架方面，目前所用的真皮支架都有不尽如人意之处，包括生物相容性、细胞黏附性、血管化、空间结构、降解速度、强度和柔韧性等，种子细胞与基质支架之间的相互作用也有很多问题亟须研究。研究更仿生化的真皮基质，需要多学科的联合协作。皮肤组织工程产品与大体积的组织工程器官相比，对血供的要求相对低些，但这个问题还是存在的，研究及时血管化问题也很重要。未来的活性皮肤替代物，将尽可能地模仿活体皮肤的结构和功能，包括真皮血管网、皮肤附属器、色素等，组织工程化皮肤最终可能会像自体皮片移植一样，获得神奇的临床效果。

除此之外，还有一些其他敷料，如新型生物合成材料，其设计的基本思想是：①不仅要覆盖创面，还要主动参与创面愈合的主要过程；②舒适，患者使用无痛苦，无毒性和不良反应；③抵御细菌的入侵，防止感染；④透湿、透气并使创面处于湿润又没有积液的环境；⑤有良好的生物相容性。该敷料是根据生物敷料和合成敷料的特点，将两者相互结合而研制的一种新型生物合成敷料。其主要原料是由醋酸杆菌属中的木醋杆菌在人为操纵下产生的一种微生物合成纤维素，具有细小单位的超微结构（厚 3.2 nm，宽 133 nm），其结构与植物纤维素的结构基本相同，属于天然纤维素。醋酸杆菌属广泛存在于自然界中，是一种简单的革兰氏阴性细菌，在特定条件下它能产生大量和高纯度的纤维素，生产成本较低，价格低廉。在实际的生物合成过程中，营养培养基中的各种碳元素被醋酸杆菌吸收利用，并聚合形成 β-1,4 葡聚糖链，该链是合成纤维素的重要成分。

细菌合成纤维素敷料与其他临床常用敷料相比，具有以下特点：①可与活性组织特别是血液相兼容，无免疫原性和免疫反应性；②调节创面氧张力、促进毛细血管形成，从而加速创面愈合；③潮湿、微酸的环境有利于中性粒细胞发挥作用，增强局部杀菌能力，降低感染发生率；④对于水分和电解物有良好的通透性，并能与不平整的创面紧密贴合但不粘连，减少细菌滋生的机会；⑤机械强度和可塑性强，根据创面需要可制备成各种形状和大小；⑥外观柔软透明，感觉舒适，可直接观察创面的愈合情况等。应用范围非常广泛，可用于大面积创伤、烧伤，慢性创面和难治性压疮，面部及体表美容手术，手、足和关节等结构复杂难以进行包扎固定的部位等。

9.5 结语

不同的创面应选择不同的敷料，如果选择敷料不当，非但对创面愈合不利，还会引起诸多并发症。在创面敷料的选择和应用上，要了解这样一个原则，即没有哪种敷料能适用于所有的创面，在创面愈合的不同阶段需要不同的敷料。

（1）根据患者个体状况进行评估　患者对于敷料在生理、心理、经济上的接受程度也是十分重要的。患者体质不同，对敷料的敏感程度不同，一些敷料可能会引起某些患者皮肤过敏。某些患者不能接受带有明显气味的敷料，如水胶体和海藻酸盐类。患者如果对生活质量的要求较高，敷料的舒适性和使用方便性就成为选择敷料的重要参考因素。新型敷料价格相对较高，但可减少更换次数，缩短创面愈合时间。所以，应根据患者的病情和承受能力选用合适的敷料。

(2)根据创面评估选择敷料　一期愈合的创面宜选用纱布、薄膜类；浅层创面宜选用薄膜类；少到中度渗出的创面宜用水凝胶；中度到重度渗出的创面宜选用海藻酸盐类；干性坏死的创面宜选用水凝胶、水胶体；严重污染创面、糖尿病足溃疡等宜选用银离子抗菌敷料。

(3)使用过程中动态评估　由于创面的情况是不断变化的，所以创面的评估必须每隔一段时间就进行一次。根据创面愈合的进程或恶化的程度，随时评估是否选择了最合适的敷料及敷料的使用是否正确。在应用创面湿性愈合疗法时，仍应积极治疗原发病并加强局部护理，如保护创面，保证患者环境干净、整洁等。怀疑创面有感染的征象时，如创面周围出现红、肿、热、痛、渗液增多、有异味及白细胞升高等，可做创面细菌培养加药敏试验，按医嘱使用抗生素治疗。

创面敷料的选择很难说哪种最合适，即便某种敷料对于这种创面的有效性已被验证，也不一定对于所有的患者都适用。故因人而异、动态选择敷料、联合应用，选择最安全、最有效、使用简单、效价比高的敷料才是最合理的。目前，可供选择的产品较多，并且不断有新产品涌现，因此需要不断总结经验，并结合创面实际情况，摸索出最为适宜的治疗和护理方式。当然，理想型敷料的标准是相对的，随着社会的发展和进步，人类对敷料的要求也会越来越高。

（任　盼　吕小星）

组织工程敷料
研究进展

参考文献

[1]中国医科大学. 实用医学词典[M]. 北京:人民卫生出版社,1990.

[2]秦益民. 功能性医用敷料[M]. 北京:中国纺织出版社,2007.

[3]钟华荪,张振路. 静脉输液治疗护理学[M]. 2 版. 北京:人民军医出版社,2011.

[4]朱志军,徐国士,赵静,等. 牛羊膜在烧伤创面的临床应用研究[J]. 中国修复重建外科杂志,2006,20(7):735-738.

[5]宋秀军,陈代雄,江其生. 人羊膜上皮细胞的研究进展[J]. 中国组织工程研究与临床康复,2008,12(25):4927-4930.

[6]胡安根. 几种生物敷料在临床烧伤中的应用评价[J]. 中国组织工程研究与临床康复,2009,12(25):4955-4958.

[7]严蓉蓉,钱小洁,仝玲. 透明敷料维护经外周静脉中心静脉置管的效果[J]. 解放军护理杂志,2011,28(11A):52-53.

[8]汪秀琼,卿绍玉. 外科无菌手术薄膜在开颅血肿清除术中的效果分析[J]. 西部医学,2010,22(5):967-968.

[8]邓桂芳,黄小惠,邓少芳. 康惠尔溃疡贴和泡沫敷料治疗老年Ⅱ期压疮的疗效观察[J]. 中国当代医药,2010(1):61.

[9]胡回云,孙慧玲,侯玉霞,等. 康惠尔泡沫敷料与溃疡粉用于Ⅱ度烫伤的护理观察[J]. 中国误诊学杂志,2007,7(23):5508-5509.

[10]周琴,焦晓春,徐倩,等. 软聚硅酮泡沫敷料在中厚皮片供区创面应用的研究[J]. 中华现代护理杂志,2010,16(6):713-715.

[11]郭玉妍,张朝建,侯毅. 泡沫敷料在气管切开换药中的应用效果观察[J]. 现代临床护理,2010,9(11):25-26.

[12]刘娜,曹珊,师兰香,等. 泡沫敷料在腹腔引流管周围皮肤护理

中的应用[J]. 护理研究,2009,23(9C):2481-2482.

[13]龚祖光,范婷,朱敦深. 浅谈水胶体创面敷料及其在临床中的应用[J]. 中国医疗器械信息,2011,17(8):16-17.

[14]王微,朱莹,刁宏宇. 80 例水胶体敷料预防压疮的疗效观察[J]. 实用护理技术,2012,15(8):530-531.

[15]周君桂. 水胶体敷料治疗老年患者 I 期压疮疗效观察[J]. 护士进修杂志,2010,25(6):559- 561.

[16]屠春香. 水胶体敷料在老年患者Ⅱ期压疮护理中的应用[J]. 健康大视野,2013,21(7):134.

[17]谭摇斌. 水胶体敷料在恶性肿瘤患者预防化疗性静脉炎中的应用及效果观察[J]. 齐鲁护理杂志,2012,(18)22:139-140.

[18]申屠雄芽,吴伟琴. 水胶体敷料联合 3M 透明敷贴治疗压疮的效果观察[J]. 护理与康复,2011,10(1):61-62.

[19]牛晓桂. 水胶体敷料治疗婴幼儿湿疹 60 例效果观察及护理[J]. 齐鲁护理杂志,2013,19 (1):21-22.

[20]张博. 康惠尔水胶体透明贴在佩戴颈托患者皮肤护理中的应用[J]. 中华现代护理杂志,2013,19(24):3011.

[21]陈赢赢,张静,陈晓春,等. 水胶体敷料在早产儿气管插管中的应用[J]. 护理学报,2013,19(9A):65-66.

[22]李陆艳,张兵,李秀媛,等. 具有附属器官再生性能的人工皮肤替代物的研究进展[J]. 组织工程与重建外科杂志,2016,12(5):313-318.

[23]GMETERICH M,ESPANA E M,TSENG S C. Ex vivo expansion of limbal epithelial stem cells: amniotic membrane serving as a stem cell nichel[J]. Surv Ophthalmol,2003,48(6):631-646.

[24]GROVES A R,LAWRENCE J C. Alginate dressing as donor site haemosta[J]. Annals of the Royal College of Surgeons of England,1986,68(1):27-28.

[25]FUJISATO T,TOSHIA,TOMIHATA K,et a1. Cross-linking of amniotic membranes [J]. Biomaterials Science, Polymer Edition,

1999,10(11):1171-1181.

[26] Ma Y, Xin L, Tan H, et al. Chitosan membrane dressings toughened by glycerol to load antibacterial drugs for wound healing[J]. Materials Science and Engineering: C,2017(81):522-531.

[27] TIMSIT J F, MIMOZ O, MOURVILLIER B, et al. Randomized controlled trial of chlorhexidine dressing and highly adhesive dressing for preventing catheter-related infections in critically ill adults[J]. American Journal of Respiratory And Critical Care Medicine, 2012,186 (12):1272-1278.

[28] HEYNEMAN A, BEELE H, VANDERWEE K, et al. A system review of the use of hydrocolloids in thetreatment of pressure ulcers[J]. Journal of Clinical Nursing,2008,17(9):1164.

[29] Yoshii F. Eletron beam crosslinked PEO and PEO/PVA hydrogels for wound dressing[J]. Radiation Physics and Chemistry,1999,55 (2):133-138.

[30] ZHU X, RADOVIC-MORENO A F, WU J, et al. Nanomedicine in the management of microbial infection-overview and perspectives[J]. Nano Today,2014,9(4):478-498.

[31] JIA F, LIU X, LI L, et al. Multifunctional nanoparticles for targeted delivery of immune activating and cancer therapeutic agents[J]. J Control Release,2013,172(3):1020-1034.

[32] KALASHNIKOVA I, DAS S, SEAL S. Nanomaterials for wound healing: scope and advancement[J]. Nanomedicine (Lond), 2015,10(16):2593-2612.

[33] CHEREDDY K K, VANDERMEULEN G, PREAT V. PLGA based drug delivery systems: promising carriers for wound healing activity[J]. Wound Repair Regen,2016,24(2):223-236.

[34] ZHANG Y, WISCHKE C, MITTAL S, et al. Design of controlled release PLGA microspheres for hydrophobic fenretinide[J]. Mol Pharm,2016,13(8):2622-2630.

[35] CHEREDDY K K,HER C H,COMUNE M,et al. PLGA nanoparticles loaded with host defense peptide LL37 promote wound healing[J]. J Control Release,2014(194):138-147.

[36] DUPLANTIER A J,VAN HOEK M L. The human cathelicidin antimicrobial peptide ll-37 as a potential treatment for polymicrobial infected wounds[J]. Front Immunol,2013(4):143.

[37] SHRESTHA A,HAMBLIN M R,KISHEN A. Characterization of a conjugate between rose bengal and chitosan for targeted antibiofilm and tissue stabilization effects as a potential treatment of infected dentin[J]. Antimicrob Agents Chemother,2012,56(9):4876-4884.

[38] SHRESTHA A,HAMBLIN M R,KISHEN A. Photoactivated rose bengal functionalized chitosan nanoparticles produce antibacterial/biofilm activity and stabilize dentin-collagen[J]. Nanomedicine,2014,10(3):491-501.

[39] DAI T,TANAKA M,HUANG Y Y,et al. Chitosan preparations for wounds and burns:antimicrobial and wound-healing effects[J]. Expert Rev Anti Infect Ther,2011,9(7):857-879.

[40] BAXTER R M,DAI T,KIMBALL J,et al. Chitosan dressing promotes healing in third degree burns in mice:gene expression analysis shows biphasic effects for rapid tissue regeneration and decreased fibrotic signaling[J]. J Biomed Mater Res A,2013,101(2):340-348.

[41] HUANG L,DAI T,XUAN Y,et al. Synergistic combination of chitosan acetate with nanoparticle silver as a topical antimicrobial:efficacy against bacterial burn infections[J]. Antimicrob Agents Chemother,2011,55(7):3432-3438.

[42] NOGUEIRA-LIBRELOTTO D R,SCHEEREN L E,VINARDELL M P,et al. Chitosan-tripolyphosphate nanoparticles functionalized with a pH-responsive amphiphile improved the in vitro antineoplas-

tic effects of doxorubicin[J]. Colloids Surf B Biointerfaces, 2016 (147): 326-335.

[43] MADAGHIELE M, DEMITRI C, SANNINO A, et al. Polymeric hydrogels for burn wound care: Advanced skin wound dressings and regenerative templates[J]. Burns Trauma, 2014, 2(4): 153-161.

[44] ANJUM S, ARORA A, ALAM M S, et al. Development of antimicrobial and scar preventive chitosan hydrogel wound dressings[J]. Int J Pharm, 2016, 508(1/2): 92-101.

[45] BONFERONI M C, SANDRI G, DELLERA E, et al. Ionic polymeric micelles based on chitosan and fatty acids and intended for wound healing. comparison of linoleic and oleic acid[J]. Eur J Pharm Biopharm, 2014, 87(1): 101-106.

[46] JAISWAL M, DUDHE R, SHARMA P K. Nanoemulsion: an advanced mode of drug delivery system[J]. 3 Biotech, 2015, 5(2): 123-127.

[47] JABBARZADEGAN M, RAJAYI H, MOFAZZAL J M, et al. Application of arteether-loaded polyurethane nanomicelles to induce immune response in breast cancer model[J]. Artif Cells Nanomed Biotechnol, 2017, 45(4): 808-816.

[48] SONG Z, SUN H, YANG Y, et al. Enhanced efficacy and anti-biofilm activity of novel nanoemulsions against skin burn wound multi-drug resistant MRSA infections[J]. Nanomedicine, 2016, 12(6): 1543-1555.

[49] SUGUMAR S, MUKHERJEE A, CHANDRASEKARAN N. Eucalyptus oil nanoemulsion-impregnated chitosan film: antibacterial effects against a clinical pathogen, Staphylococcus aureus, in vitro[J]. Int J Nanomedicine, 2015, 10 (Suppl 1): S67-S75.

[50] DELLERA E, BONFERONI M C, SANDRI G, et al. Development of chitosan oleate ionic micelles loaded with silver sulfadiazine to be associated with platelet lysate for application in wound healing[J].

Eur J Pharm Biopharm, 2014, 88(3): 643-650.

[51] AKTURK O, KISMET K, YASTI A C, et al. Collagen/gold nanoparticle nanocomposites: A potential skin wound healing biomaterial[J]. J Biomater Appl, 2016, 31(2): 283-301.

[52] GYAWALI R, IBRAHIM S A, ABU H S, et al. Antimicrobial Activity of copper alone and in combination with lactic acid against escherichia coli O157: H7 in laboratory medium and on the surface of lettuce and tomatoes[J]. J Pathog, 2011, 2011(3): 650968.

[53] KARIMI M, SOLATI N, GHASEMI A, et al. Carbon nanotubes part Ⅱ: a remarkable carrier for drug and gene delivery[J]. Expert Opin Drug Deliv, 2015, 12(7): 1089-1105.

[54] KARIMI M, SOLATI N, AMIRI M, et al. Carbon nanotubes part Ⅰ: preparation of a novel and versatile drug-delivery vehicle[J]. Expert Opin Drug Deliv, 2015, 12(7): 1071-1087.

[55] ASHFAQ M, VERMA N, KHAN S. Copper/zinc bimetal nanoparticles-dispersed carbon nanofibers: a novel potential antibiotic material[J]. Mater Sci Eng C Mater Biol Appl, 2016(59): 938-947.

[56] JI H, SUN H, QU X. Antibacterial applications of graphene-based nanomaterials: recent achievements and challenges[J]. Adv Drug Deliv Rev, 2016, 105(Pt B): 176-189.

[57] STEVENS M M, GEORGE J H. Exploring and engineering the cell surface interface[J]. Science, 2005, 310(5751): 1135-1138.

[58] SARACINO G A, CIGOGNINI D, SILVA D, et al. Nanomaterials design and tests for neural tissue engineering[J]. Chem Soc Rev, 2013, 42(1): 225-262.

[59] DALBY M J, GADEGAARD N, OREFFO R O. Harnessing nanotopography and integrin-matrix interactions to influence stem cell fate[J]. Nat Mater, 2014, 13(6): 558-569.

[60] MENDES P M. Cellular nanotechnology: making biological interfaces smarter[J]. Chem Soc Rev, 2013, 42(24): 9207-9218.

[61] KIM D H, LIPKE E A, KIM P, et al. Nanoscale cues regulate the structure and function of macroscopic cardiac tissue constructs[J]. Proc Natl Acad Sci U S A, 2010, 107(2): 565-570.

[62] CONDEELIS J, SEGALL J E. Intravital imaging of cell movement in tumours[J]. Nat Rev Cancer, 2003, 3(12): 921-930.

[63] MA P X, ZHANG R. Synthetic nano-scale fibrous extracellular matrix[J]. J Biomed Mater Res, 1999, 46(1): 60-72.

[64] YANG F, MURUGAN R, RAMAKRISHNA S, et al. Fabrication of nano-structured porous PLLA scaffold intended for nerve tissue engineering[J]. Biomaterials, 2004, 25(10): 1891-1900.

[65] NOH D Y, AN Y H, JO I H, et al. Synthesis of nanofibrous gelatin/silica bioglass composite microspheres using emulsion coupled with thermally induced phase separation[J]. Mater Sci Eng C Mater Biol Appl, 2016, 62: 678-685.

[66] BHARDWAJ N, KUNDU S C. Electrospinning: a fascinating fiber fabrication technique[J]. Biotechnol Adv, 2010, 28(3): 325-347.

[67] BARNES C P, SELL S A, BOLAND E D, et al. Nanofiber technology: designing the next generation of tissue engineering scaffolds[J]. Adv Drug Deliv Rev, 2007, 59(14): 1413-1433.

[68] HOSSEINKHANI H, HONG P D, YU D S. Self-assembled proteins and peptides for regenerative medicine[J]. Chem Rev, 2013, 113(7): 4837-4861.

[69] CUI H, WEBBER M J, STUPP S I. Self-assembly of peptide amphiphiles: from molecules to nanostructures to biomaterials[J]. Biopolymers, 2010, 94(1): 1-18.

[70] NERURKAR N L, BAKER B M, SEN S, et al. Nanofibrous biologic laminates replicate the form and function of the annulus fibrosus[J]. Nat Mater, 2009, 8(12): 986-992.

[71] LIU W, THOMOPOULOS S, XIA Y. Electrospun nanofibers for regenerative medicine[J]. Adv Healthc Mater, 2012, 1(1): 10-25.

[72] ZHANG S. Fabrication of novel biomaterials through molecular self-assembly[J]. Nat Biotechnol,2003,21(10):1171-1178.

[73] ABOU N E, BOZEC L, KNOWLES J C, et al. Collagen-emerging collagen based therapies hit the patient[J]. Adv Drug Deliv Rev,2013,65(4):429-456.

[74] HUANG N F, OKOGBAA J, LEE J C, et al. The modulation of endothelial cell morphology, function, and survival using anisotropic nanofibrillar collagen scaffolds[J]. Biomaterials, 2013, 34(16): 4038-4047.

[75] HAN W, CHEN S, YUAN W, et al. Oriented collagen fibers direct tumor cell intravasation[J]. Proc Natl Acad Sci U S A,2016,113(40):11208-11213.

[76] ANTMAN-PASSIG M, SHEFI O. Remote magnetic orientation of 3D collagen hydrogels for directed neuronal regeneration[J]. Nano Lett,2016,16(4):2567-2573.

[77] LUO J, TONG Y W. Self-assembly of collagen-mimetic peptide amphiphiles into biofunctional nanofiber[J]. ACS Nano, 2011, 5(10):7739-7747.

[78] CHAN C K, KUMAR T S, LIAO S, et al. Biomimetic nanocomposites for bone graft applications[J]. Nanomedicine (Lond),2006,1(2):177-188.

[79] SACHLOS E, GOTORA D, CZERNUSZKA J T. Collagen scaffolds reinforced with biomimetic composite nano-sized carbonate-substituted hydroxyapatite crystals and shaped by rapid prototyping to contain internal microchannels[J]. Tissue Eng, 2006, 12(9): 2479-2487.

[80] ZHANG L, RODRIGUEZ J, RAEZ J, et al. Biologically inspired rosette nanotubes and nanocrystalline hydroxyapatite hydrogel nanocomposites as improved bone substitutes[J]. Nanotechnology, 2009,20(17):175101.

[81] DOYLE A D, CARVAJAL N, JIN A, et al. Local 3D matrix microenvironment regulates cell migration through spatiotemporal dynamics of contractility-dependent adhesions [J]. Nat Commun, 2015(6):8720.

[82] LI Y, SHI X, TIAN L, et al. AuNP-Collagen matrix with localized stiffness for cardiac-tissue engineering: enhancing the assembly of intercalated discs by beta1-integrin-mediated signaling [J]. Adv Mater, 2016, 28(46):10230-10235.

[83] REITHOFER M R, LAKSHMANAN A, PING A T, et al. In situ synthesis of size-controlled, stable silver nanoparticles within ultrashort peptide hydrogels and their anti-bacterial properties [J]. Biomaterials, 2014, 35(26):7535-7542.

[84] ZHANG X F, LIU Z G, SHEN W, et al. Silver nanoparticles: synthesis, characterization, properties, applications, and therapeutic approaches [J]. Int J Mol Sci, 2016, 17(9):1534.

[85] TROP M. The safety of nanocrystalline silver dressing on burns: a study of systemic silver absorption [J]. Burns, 2009, 35(2):306-307.

[86] LI X L, HUANG Y S, PENG Y Z, et al. [Multi-center clinical study of acticoat (nanocrystalline silver dressing) for the management of residual burn wounds] [J]. Zhonghua Shao Shang Za Zhi, 2006, 22(1):15-18.

[87] YANG J Y, HUANG C Y, CHUANG S S, et al. A clinical experience of treating exfoliative wounds using nanocrystalline silver-containing dressings (acticoat) [J]. Burns, 2007, 33(6):793-797.

[88] SAEZ-MARTIN L C, GARCIA-MARTINEZ L, ROMAN-CURTO C, et al. Negative pressure and nanocrystalline silver dressings for nonhealing ulcer: A randomized pilot study [J]. Wound Repair Regen, 2015, 23(6):948-952.

[89] HUANG Y, LI X, LIAO Z, et al. A randomized comparative trial between Acticoat and SD-Ag in the treatment of residual burn wounds, including safety analysis[J]. Burns, 2007, 33(2): 161-166.

[90] CHEN J, HAN C M, LIN X W, et al. Effect of silver nanoparticle dressing on second degree burn wound[J]. Zhonghua Wai Ke Za Zhi, 2006, 44(1): 50-52.

[91] LI Q, LU F, ZHOU G, et al. Silver inlaid with gold nanoparticle/chitosan wound dressing enhances antibacterial activity and porosity, and promotes wound healing[J]. Biomacromolecules, 2017, 18(11): 3766-3775.

[92] LU Z, GAO J, HE Q, et al. Enhanced antibacterial and wound healing activities of microporous chitosan-Ag/ZnO composite dressing[J]. Carbohydr Polym, 2017, 156: 460-469.

[93] CHEN S, LIU B, CARLSON M A, et al. Recent advances in electrospun nanofibers for wound healing[J]. Nanomedicine (Lond), 2017, 12(11): 1335-1352.

[94] Caló E, Khutoryanskiy V V. Biomedical applications of hydrogels: A review of patents and commercial products[J]. European Polymer Journal, 2015 (65): 252-267.

[95] RHEINW ATD J G, GREEN H. Seria cultivation of strains of human epidemal keratin oocytes: the formation keratinizin colonies from single cells[J]. Cell, 1975, 6(3): 331-343.

[96] GREEN H, KEHINDE O, THOMAS J. Growth of cultured human epidermal cells into multiple epithelia suitable for grafting[J]. ProcNat Acad Sci USA, 1979, 76(11): 5665-5668.

[97] BELL E, IVARSSON B, MERRILL C. Production of a tissue-like structure by contraction of collagen lattices by human fibroblasts of different proliferative potential in vitro[J]. ProcNatl Acad Sci USA, 1979, 76(3): 1274-1278.

[98] BURKE JOHN F M D, YANNAS IOANNIS V PH D, QUINBY WILLIAM C JR M D, et al, Successful use of a physiologically acceptable artificial skin in the treatment of extensive burn injury[J]. Ann Surg, 1981, 194(4):413-428.

[99] TØNSETH K A, FILIP C, HERMANN R, et al. Extraordinary Large Giant CongenitalMelanocytic Nevus Treated with Integra Dermal Regeneration Template [J]. Plastic & Reconstructive Surgery Global Open, 2015, 3(7):e469.

[100] CRISTINA L. The use of hyaluronic acid based dressings to treat burns: A review [J]. Burns & Trauma, 2014, 2(4):162-168.

[101] MA L, GAO C, MAO Z, et al. Collagen/chitosan porous scaffolds with improved biostabilityfor skin tissue engineering[J]. Biomaterials, 2003, 24(26):4833-4841.

[102] CHARLES E H, ANDREA L R, JAN L. Dermagraft: Use in the Treatment of Chronic Wounds [J]. ADVANCES IN WOUND CARE, 2012, 1(2):138-141.

[103] RHEINW ATD J G, GREEN H. Seria cultivation of strains of human epidemal keratin oocytes: the formation keratinizin colonies from single cells[J]. Cell, 1975, 6(3):331-343.

[104] BELL E, IVARSSON B, MERRILL C. Production of a tissue-like structure by contraction of collagen lattices by human fibroblasts of different proliferative potential in vitro[J]. ProcNatl Acad Sci USA, 1979, 76(3):1274-1278.

[105] BURKE JOHN F M D, YANNAS IOANNIS V PH D, QUINBY WILLIAM C JR M D, et al, Successful use of a physiologically acceptable artificial skin in the treatment of extensive burn injury [J]. Ann Surg, 1981, 194(4):413-428.

[106] CRISTINA L. The use of hyaluronic acid based dressings to treat burns: A review [J]. Burns & Trauma, 2014, 2(4):162-168.

[107] MA L, GAO C, MAO Z, et al. Collagen/chitosan porous scaffolds

with improved biostabilityfor skin tissue engineering[J]. Biomaterials,2003,24(26):4833-4841.

[108] CHARLES E H, ANDREA L R, JAN L. Dermagraft: Use in the Treatment of Chronic Wounds [J]. ADVANCES IN WOUND CARE,2012,1(2):138-141.

[109] SUN D, CHANG C, LI S, et al. Near-field electrospinning[J]. Nano Letters,2006,6(4):839.

[110] SCHMIDT S, MADABOOSI N, UHLIG K, et al. Control of cell adhesion by mechanical reinforcement of soft polyelectrolyte films with nanoparticles[J]. LANGMUIR,2012,28(18):7249-7257.

[111] LEE C H, HSIEH M J, CHANG S H, et al. Enhancement of diabetic wound repair using biodegradable nanofibrous metformin-eluting membranes: in vitro and in vivo[J]. ACS Applied Materials & Interfaces,2014,6(6):3979-3986.

[112] RU C, WANG F, PANG M, et al. Suspended, shrinkage-free, electrospun plga nanofibrous scaffold for skin tissue engineering[J]. ACS Applied Materials & Interfaces,2015,7(20):10872-10877.

[113] LIU J, CHEN Z, WANG J, et al. Encapsulation of curcumin nanoparticles with MMP9-responsive and thermos-sensitive hydrogel improves diabetic wound healing[J]. ACS Applied Materials & Interfaces,2018,10(19):16315-16326.

[114] MOHANTY C, DAS M, SAHOO S K. Sustained wound healing activity of curcumin loaded oleic acid based polymeric bandage in a rat model[J]. Molecular Pharmaceutics,2012,9(10):2801-2811.

[115] KIM G H. PCL/Alginate composite scaffolds for hard tissue engineering: fabrication, characterization, and cellular activities[J]. ACS Combinatorial Science,2015,17(2):87-99.

[116] DAI T, WANG C, WANG Y, et al. A nanocomposite hydrogel with

potent and broad-spectrum antibacterial activity[J]. ACS Applied Materials & Interfaces,2018,10(17):15163-15173.

中英文名词对照

N,N,N-三甲基壳聚糖(N-trimethyl chitosan,TMC)
白细胞介素(interleukin,IL)
吡咯烷酮羧酸(pyrrolidone carboxylic acid,PCA)
表皮干细胞(epidermal stem cells,ESC)
表皮细胞生长因子(epithelial growth factor,EGF)
材料寿命(pot life)
层层自组装(layer-by-layer self-assembly,LBL)
成纤维细胞胶原网格(fibroblast populated collagen lattice,FPCL)
成纤维细胞生长因子(basic fibroblast growth factor,FGF)
创面(wound surface)
创伤(trauma)
单层碳纳米管(single-walled carbon nanotubes,SWCNTs)
断裂伸度及撕裂强度(elongation at break & elongation at break)
多层碳纳米管(multi-walled carbon nanotubes,MWCNTs)
发光二极管(light emitting diode,LED)
富血小板血浆生长因子(platelet-rich plasma growth factors,PRPGFs)
高效率护理(efficiency of the treatment)
高效能产品(effectiveness of the product)
高效性材料(efficacy of the material)
骨髓间充质干细胞(bone marrow stem cell,BMSC)
还原氧化石墨烯(reduction of graphene oxide,rGO)
汗腺细胞(sweat gland cells,SGC)
核糖核酸(ribonucleic acid,RNA)
环氧合酶-2(cyclooxygenase-2,COX-2)

磺胺嘧啶银(silver sulfadiazine,SSD)
基板(substrate)
急性创面(acute wound)
碱性成纤维细胞生长因子(basic fibroblast growth factor,bFGF)
姜黄素(curcumin)
胶原凝胶 (collagen gel)
近场通信(near field communication,NFC)
静电纺丝技术(electrospinning technology)
局部氧疗(topical oxygen therapy,TOT)
聚氨酯(polyurethane,PU)
聚氨酯胶黏剂 (polyurethane adhesive)
聚丙交酯(polylactide,PLA)
聚对苯二甲酸乙二醇酯(polyethylene terephthalate,PET)
聚二甲基硅氧烷(polydimethylsiloxane,PDMS)
聚己内酯(polycaprolactone,PCL)
聚磷酸酯(polyphosphate,PPE)
聚萘二甲酸乙二醇酯(polyethyene naphthalate,PEN)
聚羟基丁酯(polyhydroxybutyrate,PHB)
聚乳酸[poly(lactic acid),PLA]
聚乳酸-羟基乙酸共聚物[poly(lactic-co-glycolic acid),PLGA]
聚碳酸酯(polycarbonate,PC)
聚乙醇酸(polyglycolic acid,PGA)
聚乙二醇(polyethylene glycol,PEG)
聚乙二醇-聚己内酯-丙交酯(polyethylene glycol-polycaprolactone-lactide,PEG-CL/LA)
聚乙交酯(polyglycolide,PGA)
聚乙烯吡咯烷酮碘(polyvinyl pyrrolidone-Ⅰ,PVP-Ⅰ)
聚乙烯醇(polyvinyl alcohol,PVA)
聚乙烯亚胺(polyethyleneimine,PEI)
抗拉强度(tensile strength)

壳聚糖(chitosan,CS)
辣根过氧化物酶(horseradish peroxidase,HRP)
慢性创面(chronic wound)
蒙脱土(montmorillonite,MMT)
免疫排斥(silent rejection)
纳米复合敷料(nanocomposite dressing)
纳米乳(nanoemulsion)
耐甲氧西林金黄色葡萄球菌(methicillin resistant Staphylococcus aureus,MRSA)
尼生素(nisin)
尿酸酶(uricase)
牛血清白蛋白(bovine serum albumin,BSA)
皮肤(skin)
铺路石样(cobblestone)
葡糖氧化酶(glucose oxidase,GOx)
葡萄糖酸氯己定(chlorhexidine gluconate,CHG)
屈服强度(yield strength)
人表皮角质形成细胞(human skin epidermal keratinocytes,NHEK)
褥疮(bed-sore)
扫描隧道显微镜(scanning tunnel microscope,STM)
生物敷料(biological dressing)
生物支架材料(scaffold biomaterial)
生长因子(growth factor,GF)
石墨氧化物(graphite oxide,GO)
收缩率(shrinkage)
水蒸气透过率(water vapor transmission rate,WVTR)
羧甲基纤维素钠(carboxymethyl cellulose sodium,CMC)
碳纳米管(carbon nanotubes,CNT)
糖胺聚糖 (glycosaminoglycans,GAG)
天然细胞外基质(natural extracellular matrix)

透明质酸(hyaluronic acid,HA)
脱细胞的细胞外基质(acellular extracellular matrix)
脱细胞组织基质(acellular tissue matrix)
脱氧核糖核酸(deoxyribonucleic acid,DNA)
外周中心静脉导管(peripherally inserted central venous catheter, PICC)
微乳(microemulsion)
无线射频识别(radio frequency identification,RFID)
细胞外基质(extracellular matrix,ECM)
细菌素(bacteriocin)
细菌纤维素(bacterial cellulose,BC)
肖氏硬度(Shore hardness)
小干扰 RNA(small interfering RNA,siRNA)
血管内皮细胞生长因子(vascular endothelial growth factor,VEGF)
血小板衍生生长因子(platelet-derived growth factor,PDGF)
血小板衍生生长因子 AB(platelet-derived growth factor-AB,PDGF-AB)
压疮(pressure sore)
压敏胶(pressure sensitive adhesive,PSA)
氧化再生纤维素(oxidized regenerated cellulose,ORC)
医用敷料(medical dressing)
支架(scaffold)
中心静脉导管(central venous catheter,CVC)
转化生长因子(transforming growth factor,TGF)
组织工程(tissue engineering)